在这个世界上

每个人都是独一无二的存在

他们可能是别人眼中爱动的小孩

却是亲人眼中与众不同的天使

需要我们温柔、无私、勇敢的爱

关注抽动 为爱前行

中国抽动障碍协作组专家联合撰写

助力抽动障碍患儿康复

刘智胜　主编

孩子，
我们慢慢来

——抽动障碍儿童家长必读

人民卫生出版社

·北 京·

图书在版编目（CIP）数据

孩子，我们慢慢来：抽动障碍儿童家长必读 / 刘智胜主编. —北京：人民卫生出版社，2023.5（2024.11 重印）
ISBN 978-7-117-34756-3

Ⅰ.①孩… Ⅱ.①刘… Ⅲ.①小儿疾病－神经系统疾病－诊疗－普及读物 Ⅳ.① R748-49

中国国家版本馆 CIP 数据核字（2023）第 075998 号

人卫智网	www.ipmph.com	医学教育、学术、考试、健康，购书智慧智能综合服务平台
人卫官网	www.pmph.com	人卫官方资讯发布平台

孩子，我们慢慢来——抽动障碍儿童家长必读
Haizi, Women Manmanlai
——Choudongzhang'ai Ertong Jiazhang Bidu

主　　编：刘智胜
出版发行：人民卫生出版社（中继线 010-59780011）
地　　址：北京市朝阳区潘家园南里 19 号
邮　　编：100021
E - mail：pmph @ pmph.com
购书热线：010-59787592　010-59787584　010-65264830
印　　刷：中煤（北京）印务有限公司
经　　销：新华书店
开　　本：710×1000　1/16　印张：19
字　　数：189 千字
版　　次：2023 年 5 月第 1 版
印　　次：2024 年 11 月第 3 次印刷
标准书号：ISBN 978-7-117-34756-3
定　　价：79.00 元

编　者（以姓氏笔画为序）

王海勤　华中科技大学同济医学院附属武汉儿童医院

王家勤　新乡医学院第三附属医院

刘智胜　华中科技大学同济医学院附属武汉儿童医院

孙　丹　华中科技大学同济医学院附属武汉儿童医院

陈燕惠　福建医科大学附属协和医院

罗　蓉　四川大学华西第二医院

胡　玲　华中科技大学同济医学院附属武汉儿童医院

高　峰　浙江大学医学院附属儿童医院

崔永华　首都医科大学附属北京儿童医院

符　娜　北京大学人民医院

韩　颖　北京大学第一医院

颜耀斌　福建医科大学附属协和医院

前言

　　抽动障碍，又称抽动症，是一种以不自主的、反复的、快速的一个或多个部位运动抽动和／或发声抽动为主要特征的常见神经发育障碍性疾病。其病因和发病机制尚不清楚，男性多于女性，近年来发病有增多趋势。我国抽动障碍的总体患病率高达 2.5%，估计有 1 000 万抽动障碍患者。抽动障碍起病于儿童和青少年时期，可持续到成年期，对患者的生活、学习、工作和社会交往等方面可能产生不良影响，也会给患者家庭带来沉重的心理负担和经济负担，因此需要做好抽动障碍患者全生命周期的慢性疾病管理工作。对待该病，不仅要有规范化的诊疗服务，而且要做好患者及其家人的健康教育工作，从而提高患者的生活质量，尽可能帮助患者回归社会。抽动障碍患者的病情可随着年龄增长和大脑逐渐发育成熟而减轻或缓解，通常是在 18 岁（青春期过后）对患者进行预后评估。本病的总体预后相对良好，大部分抽动障碍患者成年后能像正常人一样生活和工作，但也有少部分患者抽动症状迁延或因共病而影响成年后的生活和工作质量。

在北京大学第一医院林庆教授的悉心指导下，我于 2002 年编写了我国第一本关于儿童抽动障碍的学术专著《小儿多发性抽动症》，并在 2015 年编写了《儿童抽动障碍（第 2 版）》，受到儿科、儿童神经科 / 精神科、儿童保健科、发育行为科、中医儿科等同仁的一致好评，提高了他们对于儿童抽动障碍的全面认识与了解。目前广大抽动障碍患者及家长、社会大众对抽动障碍知之甚少，因此迫切需要一本能够普及抽动障碍相关知识的健康科普图书以提高该病的知晓度，在此基础上帮助抽动障碍患者接受规范化和个体化的诊疗。为此，我联合中国抽动障碍协作组多位专家合作编撰了《孩子，我们慢慢来——抽动障碍儿童家长必读》一书，旨在从专业的视角为非专业群体提供疾病相关的实用帮助和指导，为普及抽动障碍的防病治病知识尽医者的绵薄之力。

本书采用问答题形式，分为 10 个部分，涵盖抽动障碍的概述、病因和发病机制、临床表现、共病、诊断、鉴别诊断、治疗、护理、教育及预后多个层面，还涉及抽动障碍的中西医结合诊疗内容。

在本书的编写过程中，得到了中国抽动障碍协作组资深顾问秦炯教授、郑毅教授和姜玉武教授的悉心指导，抽动在线公益基金会沈扬董事长、吕红利秘书长和汤丽芳经理的鼎力支持，以及华中科技大学同济医学院附属武汉儿童医院神经内科卢青医生的辛勤付出，在此一并致以诚挚的感谢。本书凝结了众多儿童神经内科和精神心理科专家的心血，是集体智慧的结晶，衷心感谢各位专家的辛勤付出。限于编者水平，加上时间仓促，书中疏漏、错误在所难免，敬请各位同仁及广大读者批评指正。

刘智胜

中国抽动障碍协作组组长

2023年4月

目录

第一部分

概述

什么是抽动障碍　2

抽动障碍与注意缺陷多动障碍一样吗　5

抽动障碍的临床分型有哪些　6

什么是短暂性抽动障碍　7

什么是慢性运动或发声抽动障碍　8

什么是图雷特综合征　9

图雷特综合征是如何命名的　10

抽动障碍的研究历史　12

抽动障碍的发病率　14

抽动障碍的患病率　15

在中国有多少人患有抽动障碍　16

抽动障碍的发病与季节有关吗　17

抽动障碍的发病与性别有关吗　18

抽动障碍的发病有族裔差异吗　19

什么是原发性抽动障碍　20

什么是继发性抽动障碍　21

什么是抽动谱系障碍　22

什么是难治性抽动障碍　23

抽动障碍在中医典籍中有哪些记载　24

什么样的孩子易患抽动障碍　25

第二部分

病因和发病机制

引起抽动障碍的原因是什么　28

抽动障碍会遗传吗　29

哪些易感基因与抽动障碍有关　30

双胞胎会同时患抽动障碍吗　31

哪些孕期和生产因素会导致孩子抽动障碍的发生率增高　32

围产期异常与抽动障碍有关吗　33

孩子罹患抽动障碍是否与大脑发育异常有关　34

哪些不良社会环境容易导致孩子罹患抽动障碍　35

心理因素与抽动障碍有关吗　36

过敏等免疫因素是引发抽动障碍的原因吗　37

感染因素与抽动障碍有关吗　38

微量元素水平与抽动障碍有关吗　39

为什么在抽动障碍患者中男性多于女性　40

哪些药物和食物会诱发或加重抽动症状　41

抽动障碍患儿扭脖子是否意味着存在颈椎问题　42

抽动障碍会出现哪些脑部病理改变　43

颅脑损伤与抽动障碍有关吗　44

第三部分

临床表现

抽动障碍的起病年龄　46

短暂性抽动障碍有哪些表现　47

慢性运动或发声抽动障碍有哪些表现　49

图雷特综合征有哪些表现　51

什么是抽动　53

抽动是孩子故意搞怪吗　55

抽动如何分类　57

运动抽动有哪些表现　58

发声抽动有哪些表现　60

什么是感觉抽动　62

抽动障碍的首发症状是什么　64

抽动障碍的罕见临床表现有哪些　66

抽动障碍患者为什么会出现头痛、腹痛等症状　68

抽动障碍患者临床症状轻重的演变规律　70

不同性别、年龄的抽动障碍患者临床表现有区别吗　72

抽动障碍患儿在不同环境中表现有区别吗　74

秽语是抽动障碍的典型症状吗　76

加重抽动症状的因素有哪些　78

减轻抽动症状的因素有哪些　80

抽动症状可以自然缓解吗　81

抽动障碍患者在睡眠时还会出现抽动症状吗　82

抽动障碍患者有神经系统软体征吗　83

抽动障碍患者的症状严重程度如何划分　84

抽动障碍患儿的性格特点是什么　86

抽动障碍患儿的家庭特点如何　88

抽动障碍患儿家长有哪些心理特点　90

儿童和成人抽动障碍患者的表现有什么区别　92

第四部分

共病

什么是共病　96

所有抽动障碍都伴有共病吗　97

抽动障碍的常见共病有哪些　98

如何识别抽动障碍共患注意缺陷多动障碍　99

如何识别抽动障碍共患强迫症　101

如何识别抽动障碍共患特定学习障碍　103

如何识别抽动障碍共患睡眠障碍　105

如何识别抽动障碍共患焦虑障碍　107

如何识别抽动障碍共患抑郁障碍　110

如何识别抽动障碍共患对立违抗性障碍　112

如何识别抽动障碍共患间歇性暴发性障碍　114

如何识别抽动障碍共患双相情感障碍　116

抽动障碍与精神分裂症有关吗　118

抽动障碍与自伤行为有关吗　119

抽动障碍与攻击行为有关吗　120

抽动障碍与破坏行为有关吗　121

抽动障碍与猥亵行为有关吗　122

抽动障碍与癫痫有关吗　123

抽动障碍与头痛有关吗　124

抽动障碍与孤独症谱系障碍有关吗　125

抽动障碍与智力发育障碍有关吗　126

第五部分

诊断

如何诊断抽动障碍 128

抽动障碍的诊断流程是什么 129

根据患者的临床症状就能诊断抽动障碍吗 131

抽动障碍患者神经系统查体有异常吗 132

视频脑电图监测对抽动障碍的诊断有价值吗 133

颅脑 CT 和 MRI 检查对抽动障碍的诊断有价值吗 134

抽动障碍患者需要做功能神经影像学检查吗 135

用于抽动障碍诊断的常规实验室检查有哪些 136

免疫功能检测对抽动障碍的诊断有价值吗 137

抽动障碍患者需要做遗传代谢筛查吗 138

用于诊断抽动障碍的常用神经心理测验项目有哪些 139

如何用大体评定量表来判断抽动障碍的严重程度 140

抽动障碍的诊断标准有哪些 141

抽动障碍患者需要做铜蓝蛋白检查吗 143

抽动障碍患者需要做抗链球菌溶血素 O 试验吗 144

家长怀疑孩子患有抽动障碍应该怎么办 145

抽动障碍患者需要做基因检测吗 146

第六部分

鉴别诊断

为什么抽动障碍容易被误诊 148

抽动障碍如何与沙眼进行鉴别 150

抽动障碍如何与结膜炎进行鉴别 152

抽动障碍如何与咽炎进行鉴别 153

抽动障碍如何与咳嗽变异性哮喘进行鉴别 154

抽动障碍如何与颈椎病进行鉴别 156

抽动障碍如何与癫痫进行鉴别 158

抽动障碍如何与手足徐动症进行鉴别 160

抽动障碍如何与分离转换障碍进行鉴别 162

抽动障碍如何与风湿性舞蹈症进行鉴别 164

抽动障碍如何与亨廷顿病进行鉴别 166

抽动障碍如何与肝豆状核变性进行鉴别 168

抽动障碍如何与迟发性运动障碍进行鉴别 170

第七部分

治疗

如何治疗抽动障碍　174

抽动障碍的治疗原则是什么　175

早期治疗抽动障碍重要吗　176

抽动障碍的药物治疗分为哪几个阶段　177

抽动障碍的治疗方式有哪些　178

何时开始进行抽动障碍的药物治疗　179

常用于治疗抽动障碍的药物有哪些　180

抽动障碍治疗药物的不良反应　181

部分抗癫痫药为何能用于治疗抽动障碍　182

可乐定治疗抽动障碍有效吗　183

抽动障碍的中医药治疗情况　185

治疗抽动障碍的常用中成药有哪些　186

针灸能治疗抽动障碍吗　187

推拿按摩能治疗抽动障碍吗　188

耳穴疗法能治疗抽动障碍吗　189

如何进行抽动障碍的心理治疗　190

抽动障碍的行为治疗有哪些　193

行为干预对抽动障碍的治疗效果如何　197

抽动障碍可以进行免疫治疗吗　198

抽动障碍可以进行神经调控治疗吗　199

抽动障碍可以进行外科手术治疗吗　200

如何治疗难治性抽动障碍　202

如何治疗抽动障碍共患注意缺陷多动障碍　204

如何治疗抽动障碍共患强迫症　206

如何治疗抽动障碍共患学习障碍　207

如何治疗抽动障碍共患睡眠障碍　210

如何治疗抽动障碍共患焦虑障碍　212

如何治疗抽动障碍共患抑郁障碍　214

如何治疗抽动障碍共患癫痫　215

如何治疗抽动障碍共患偏头痛　217

到了青春期抽动障碍的症状可以自然缓解吗　218

成年后抽动障碍需要治疗吗　219

抽动障碍能被治愈吗　220

抽动障碍需要终身治疗吗　221

如何对抽动障碍患者进行随访　222

第八部分

护理

抽动障碍患儿的日常生活注意事项有哪些　224

抽动障碍患儿的服药护理应注意什么　225

抽动障碍患儿使用贴剂药物的护理要点有哪些　226

抽动障碍患儿可以进行预防接种吗　228

抽动障碍患儿的心理护理包括哪些　229

抽动障碍患儿的家庭护理有哪些　232

抽动障碍患儿的饮食注意事项及禁忌　234

抽动障碍患儿适合什么样的游戏活动　236

抽动障碍患儿可以参加体育活动吗　237

抽动障碍患儿的居家环境要注意什么　238

抽动障碍患儿的睡眠要注意什么　239

为什么建议抽动障碍患儿家长记日记　240

如何护理抽动障碍共患癫痫患儿　241

如何护理抽动障碍共患注意缺陷多动障碍患儿　242

如何护理抽动障碍共患强迫症患儿　243

如何护理抽动障碍共患焦虑障碍患儿　244

如何护理抽动障碍共患睡眠障碍患儿　245

第九部分

教育

应如何对抽动障碍患儿进行家庭教育 248

抽动障碍患儿可以正常上学吗，是否需要接受特殊教育 249

家长如何正确对待抽动障碍患儿 250

是否应该告诉老师抽动障碍患儿的病情，

家长应该如何与老师沟通 252

老师应该如何对待抽动障碍学生 253

抽动障碍患儿如何与同学相处 254

其他学生应该如何对待患抽动障碍的同学 255

青春期抽动障碍患者如何认识自身病情 256

应该为抽动障碍患儿家庭提供哪些帮助 257

抽动障碍患儿及家庭能够获得哪些社会帮助 258

什么是中国抽动障碍协作组 259

抽动障碍关爱日是如何设立的 260

第十部分

预后

抽动障碍预后如何，能治愈吗　262

抽动障碍会影响患者的智力吗　264

哪些因素会影响抽动障碍患者的生活质量　265

服用药物对抽动障碍患者预后有影响吗　267

共病对抽动障碍患者预后有影响吗　269

遗传性背景对抽动障碍患者预后有影响吗　271

遗传性背景对抽动障碍患者后代有影响吗　273

抽动障碍患者需要转诊治疗吗　275

抽动障碍会影响患者的社会适应能力吗　277

抽动障碍患者成年后情况如何　278

抽动障碍患者长大成人后适合哪些职业　279

抽动障碍患者长大成人后婚姻状况如何　280

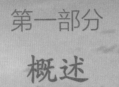

第一部分

概述

什么是抽动障碍

抽动障碍，又称抽动症，是儿科常见的神经发育障碍性疾病，于儿童期起病，以运动抽动和/或发声抽动为主要特征，男性多于女性，其病因和发病机制目前尚不清楚，近年来发病有增多趋势。虽然抽动障碍不是重危疾病，也没有明显的脏器损伤，但发病后不能很快得到控制，对患儿的学习、生活和社会交往等方面可能产生不良影响，也会给家庭造成较大的心理负担和经济负担。

☑ **运动抽动** 早期最常见的是面部肌肉抽动，如眨眼、挤眉、耸鼻、噘嘴等，继而出现摇头、扭颈、耸肩、腹肌抽动、四肢抽动等，严重者甚至表现为全身抽动。

☑ **发声抽动** 表现为患儿喉部不自主地发出异常声音，如清嗓声、干咳声、怪异叫声等，少数患儿会不由自主地说出脏话。

上述症状可以反复交替出现，严重程度起伏波动。此外，半数以上患儿可以伴有一种及一种以上的共病。

在诊断方面，抽动障碍缺乏特异性诊断指标，主要采用临床描述性诊断方法，依据患儿抽动障碍的症状及相关的精神行为异常表现进行诊断。

在治疗方面，抽动障碍应注重个体化综合治疗，包括药物治疗与非药物治疗，后者包括心理教育、行为治疗、神经调控治疗和外科手术治疗等。轻症患儿采用心理教育即可，中重度患儿须加用药物治疗，难治性患儿通常会联合药物治疗及必要的非药物治疗。临床上，通常采用硫必利、阿立哌唑、可乐定等药物控制抽动症状，伴随的其他疾病也可以采用相应的药物治疗。

此外，必须对抽动障碍患儿进行教育干预，家长不要过分关注患儿的抽动症状，也不要带患儿过多就医，应该鼓励患儿积极参加文体活动等放松训练项目，避免接触不良刺激，如玩电子游戏、看惊险恐怖影片、吃辛辣食物等。家长还需要与学校老师进行沟通交流，取得老师对患儿病情的理解，避免患儿在学校受到惩罚，并适当减轻患儿的学业负担。老师应该引导同学不要嘲笑或歧视患儿，鼓励患儿大胆与同学及周围人交往，增强其社会适应能力，树立其战胜疾病的信心。

抽动障碍是一种与遗传易感性有关的神经发育障碍性疾病，病情可随着年龄增长和大脑发育逐渐成熟而减轻或缓解，往往在 18 岁（青春期过后）评估其预后。本病总体预后相对良好，大部分抽动障碍患儿成年后能够像正常人一样生活和工作，但也有少部分患儿因抽动症状迁延或因共病而影响成年后的生活和工作质量。

 抽动障碍患儿成年后的三种结局：半数以上病情完全缓解；30%～40%病情减轻；5%～10%症状一直迁延甚至持续终身。

（刘智胜）

抽动障碍
与注意缺陷多动障碍一样吗

抽动障碍与注意缺陷多动障碍是两种独立的疾病，但有时会在患儿身上共存，50%～60%的抽动障碍患儿伴有注意缺陷多动障碍，10%～20%的注意缺陷多动障碍患儿伴有抽动障碍。

注意缺陷多动障碍又称多动症，起病于学龄前期和学龄期，主要表现为与年龄不相称的注意缺陷、多动和冲动，患儿通常智力正常或接近正常。注意缺陷多动障碍中有两个关键词，即注意缺陷和多动。

☑ **注意缺陷** 是指持续的注意障碍，患儿很难在学习、做事或玩耍时较长时间保持专注，容易因外界刺激而分心。常见的注意缺陷症状包括上课无法专心听讲、做作业容易分心、与他人对话时心不在焉、没有耐心做需要持续保持专注的事情、做事马虎容易出错、经常丢三落四等。

☑ **多动** 是指很难保持安静，常见的症状包括上课时无法长时间坐在座位上、擅自离开座位、做小动作；课间休息时追跑打闹、大声喧哗，像装了马达一样活动不停。在日常生活中患儿比较容易冲动，行动前往往不加思考，喜欢插话、不能等待、常常破坏游戏规则。

（刘智胜）

抽动障碍的
临床分型有哪些

　　临床上，通常根据症状表现和病程长短将抽动障碍分为三种类型，即短暂性抽动障碍、慢性运动或发声抽动障碍和图雷特综合征。这三种类型是对同一种疾病的人为划分，短暂性抽动障碍可以向慢性运动或发声抽动障碍发展转化，而慢性运动或发声抽动障碍也可以向图雷特综合征发展转化。

（刘智胜）

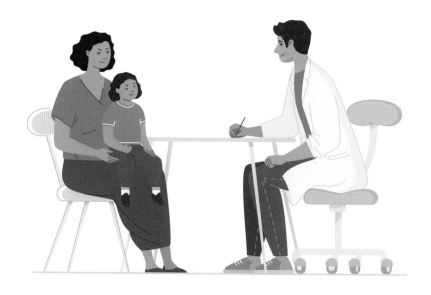

什么是
短暂性抽动障碍

　　短暂性抽动障碍，又称一过性抽动障碍，是指表现为一种或多种运动抽动和／或发声抽动，也就是说患儿可以仅表现为运动抽动或发声抽动，也可以相继出现两种症状，病程在 1 年之内。短暂性抽动障碍是抽动障碍中最多见的一种类型，也是病情最轻的一种类型，部分可以向慢性运动或发声抽动障碍发展转化。

（刘智胜）

什么是
慢性运动或发声抽动障碍

　　慢性运动或发声抽动障碍是指患者仅表现为运动抽动或发声抽动，二者不兼有，病程在 1 年以上。抽动形式可以是简单抽动或复杂抽动。抽动部位可以是单一部位，也可以是多个部位。有人将慢性运动或发声抽动障碍分为保持不变型和慢性波动型，前者抽动症状刻板不变，可持续多年甚至终身；后者抽动症状此起彼伏，部位多变，表现多种多样。若短暂性抽动障碍的症状迁延不愈，病程超过 1 年，即可认为转变为慢性运动或发声抽动障碍。

（刘智胜）

什么是
图雷特综合征

图雷特综合征是一种以慢性、波动性、多发性运动抽动，伴有不自主发声抽动为特征的神经发育障碍性疾病。它是抽动障碍中病情较为严重的一种临床亚型，表现为一种或多种运动抽动，兼有一种或多种发声抽动，但运动抽动和发声抽动的症状不一定同时出现，病程在 1 年以上。

（刘智胜）

图雷特综合征
是如何命名的

　　19 世纪法国神经病学专家 Jean-Marc Itard 首先描述了图雷特综合征，他于 1825 年报告了一位名叫 Marquise 的法国贵族女性，她在 7 岁时开始出现不自主抽动，最初为头部和手臂抽动，之后抽动逐渐累及面部和肩部，并伴有不自主地尖叫和哭喊，数年后又出现了秽亵言语，有鉴于此，她被隔离生活，继续着她不自主的抽动和难以自制的咒骂声，直至 85 岁去世。在 Itard 报告后大约 60 年，1885 年法国医生 Gilles de la Tourette 报告了 8 例相似的病例，连同 1825 年 Itard 描述的晚年的 Marquise，一共报告了 9 例病例，从而确立了图雷特综合征的存在。同年，Gilles de la Tourette 的导师，也是 19 世纪欧洲神经病学权威专家之一——Jean Martin Charcot 用他学生的名字将此病命名为图雷特综合征（Tourette syndrome）。

图雷特综合征又被称为 Tourette 综合征、发声和多种运动联合抽动障碍、多发性抽动症、抽动秽语综合征等。其中"抽动秽语综合征"这一病名欠妥，这是由于秽语（脏话、痞话）在本病中的发生率并不高，秽语症状不是诊断本病的必备条件，而且"秽语"一词本身带有一定的贬义。孙圣刚等学者建议将本病的中文名称改为"多发性抽动发声综合征"，他们认为将"秽语"改为"发声"，一方面可使患者及家属免受由此产生的不良心理的影响；另一方面也更符合临床实际。目前我国大多数学者主张将此病称为图雷特综合征或多发性抽动症，倾向于弃用抽动秽语综合征。

（刘智胜）

抽动障碍的
研究历史

关于抽动障碍的研究历史可以追溯到 1825 年，在单个病例报告后的很长一段时间里，由于该病奇特多变的抽动形式，它一直被研究者认为是一种精神疾病，屡见于精神分析相关的著作中。自 1885 年被正式命名并报道以来，它又被当时的研究者认为是一种罕见病。直到 1961 年由于发现氟哌啶醇能够有效控制本病的症状，人们才对本病的研究产生了兴趣，相应的临床病例报道及实验研究日益增多。国内有关本病的研究报道是从 20 世纪 60 年代开始的，南京医科大学附属脑科医院儿童精神病学专家林节教授于 1963 年在国内首先报道了 3 例男性抽动障碍患儿；Singer 医生于 1970 年在国外首先报道了中国抽动障碍患者情况。

从 20 世纪 70 年代开始，我国学者陆续将有关抽动障碍的国外研究动态引入国内。20 世纪 70 年代以后，国内陆续有较多抽动障碍的病例报道。在近 60 年的时间里，我国学者主要从抽动障碍的临床病例总结分析、脑电图和神经影像学分析、药物疗效观察、共病诊疗、神经心理学缺陷、病因学调查、神经生化及遗传学研究、预后评估等方面进行了比较深入的研究工作。

近年来，抽动障碍的发病有明显增多的趋势，引起了国内外许多学者的广泛关注，进行了大量的临床应用研究和基础实验研究。目前已有 31 个国家和地区成立了图雷特综合征／抽动障碍协会，专门从事本病的科学研究、学术交流、健康教育及社工服务等工作。目前对抽动障碍的研究热点主要集中在分子遗传学、病因学、神经心理学、神经影像学、临床治疗学、心理教育学、预后研究等方面。预计在不久的将来，抽动障碍的病因、发病机制及易感基因将被揭示，本病的治疗将会有重大突破。

（刘智胜）

抽动障碍的发病率

　　发病率是指在一定人群中，一定时期内发生某病新病例的频率，通常用每10万人中每年新增患者的人数来表示。抽动障碍可以发生在不同的族裔、社会阶层和文化背景的人群中，是一种广泛性疾病。抽动障碍的年发病率一般为（0.5～1）/10万，男性的发病明显多于女性，男女发病比例为（3～5）：1。不同文化背景的抽动障碍患者，在临床特征、家族史、伴发症状和治疗结果等方面甚为相似，这可能与该病具有相同的生物学和遗传学基础有关。近些年来，抽动障碍的发病有明显增多的趋势，原因尚不明确，可能与大众对本病的认识程度提高以及环境因素、心理因素的影响有关。

（刘智胜）

抽动障碍的
患病率

患病率是指某特定时间内总人口中，某病新旧病例所占比例。关于抽动障碍的患病率，由于诊断标准不同，再加上调查对象、调查方法、年龄范围以及地区的差异等因素，调查结果相差较大。一般认为，短暂性抽动障碍、慢性运动或发声抽动障碍和图雷特综合征的患病率分别为 5%～7%、1%～2% 和 0.3%～1.0%。抽动障碍的患病率存在着年龄和性别差异，年幼患者的患病率要比年长患者高，男性患者的患病率要比女性患者高。成年人抽动障碍的患病率明显低于儿童，大约为儿童患病率的 1/10，有相当一部分成年患者是儿童抽动障碍患者迁延不愈而来的。

抽动障碍的实际患病率比目前报告的数据要高，也就是说目前对本病的患病率估计过低。原因在于大多数抽动障碍患者为轻症，不需要进行药物治疗，而这些轻症患者常常被漏诊；部分患者未能意识到自己患有抽动障碍，家长忽视了患儿的抽动症状；医务人员对于本病的认识不足，造成误诊或漏诊等。

（刘智胜）

在中国有多少人
患有抽动障碍

我国对抽动障碍流行病学的研究起步较晚，而且多为局部、地区性调查研究，调查对象以学龄儿童为主，主要局限在城市人群。由于研究方法、诊断标准与时段等不一致，抽动障碍及各临床分型的患病率差别较大。2022 年报道中国儿童和青少年抽动障碍的患病率为 2.5%，其中短暂性抽动障碍、慢性运动或发声抽动障碍和图雷特综合征的患病率分别为 1.2%、0.9% 和 0.4%；男性高于女性，城乡之间无差异。由于许多抽动障碍患者没有获得诊断，因而无法得到准确的统计数据，预计目前我国儿童和青少年抽动障碍患者近 1 000 万，其中图雷特综合征患者数高达 200 万。

（刘智胜）

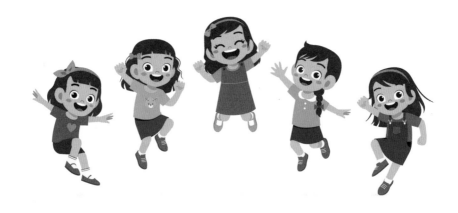

抽动障碍的发病
与季节有关吗

　　临床研究发现，部分抽动障碍患儿在季节转换时容易出现抽动症状加重的表现。抽动症状恶化的第一个时期是九月份的开学季；第二个时期一般从每年 1 月份开始，常常持续到春季返校后的几周；第三个时期开始于春季，可持续整个 4 月，一直到 5 月。随着抽动障碍症状的加重，伴发的行为障碍症状也出现恶化。感冒容易引起抽动障碍患儿症状复发或加重，故季节交替期，尤其是春季、秋季的感冒高发期，家长应注意根据温度变化为患儿增减衣物，预防感冒。

（刘智胜）

抽动障碍的发病与性别有关吗

　　抽动障碍的发病存在性别差异，男性多于女性。文献报告的研究结果差异较大，男女比例为（1.6～10）∶1，通常认为抽动障碍发病的男女比例为（3～5）∶1。抽动障碍伴发的心理行为障碍的表现也随性别而不同，在男性患者中更多的是伴有注意缺陷多动障碍，而在女性患者中更多的是伴有强迫症。推测抽动障碍的这种性别差异可能源于性激素在早期发育过程中对中枢神经系统的影响。

（刘智胜）

抽动障碍的发病
有族裔差异吗

抽动障碍可以在不同族裔的人群中发生，其发病存在一定的族裔差异。最多见于北欧犹太教徒，非西班牙裔白色人种发病要高于西班牙裔的黑色人种，非洲裔美国人、撒哈拉以南的非洲黑色人种罕见发病。

（刘智胜）

什么是
原发性抽动障碍

　　原发性抽动障碍是一种以抽动障碍症状为主要临床表现的神经发育障碍性疾病。原发性抽动障碍不仅包括儿童和青少年时期起病的抽动障碍，也包括在成年期起病的抽动障碍。原发性抽动障碍的病因尚不明确，其发病可能是遗传因素、生物学因素、心理因素和环境因素等相互作用的结果。

（刘智胜）

什么是
继发性抽动障碍

继发性抽动障碍病因明确，多与神经系统疾病相关，即多继发于神经系统疾病，可能的致病因素如下。

☑ **遗传性因素** 很多遗传性神经系统疾病，如亨廷顿病、棘红细胞增多症、肝豆状核变性、扭转痉挛、唐氏综合征、结节性硬化症，可以表现为抽动症状。与原发性抽动障碍不同的是，继发性抽动障碍常伴发其他运动障碍，如肌张力障碍等。

☑ **获得性因素** 很多后天性神经系统疾病可以伴发抽动症状，包括颅脑损伤、脑卒中（中风）、感染性疾病（如脑炎、风湿性舞蹈症、克-雅病等）、发育障碍性疾病（如智力发育障碍、孤独症谱系障碍等）、累及基底神经节的变性病（如帕金森病、进行性核上性麻痹等）、中毒（如一氧化碳中毒）。

☑ **药物性因素** 如应用左旋多巴、苯丙胺、可卡因、卡马西平、拉莫三嗪而表现出的抽动症状。

（刘智胜）

什么是
抽动谱系障碍

抽动谱系障碍是指除有抽动障碍外，患者还伴有注意缺陷多动障碍、强迫症、焦虑障碍、抑郁障碍、睡眠障碍、自伤行为等，其实是将伴发的共病作为抽动障碍的一部分，将其视为一种疾病整体看待。表明这些共病与抽动障碍密切相关，是抽动障碍的一部分，是患者功能损害的来源，增加了疾病的复杂性和严重性。抽动谱系障碍概念的提出，对指导临床全面治疗有一定帮助，医生在治疗抽动障碍的同时要关注共病的治疗，建立多学科协作诊疗的全生命周期长程管理的理念。对于单纯的抽动障碍者，使用多巴胺受体拮抗剂（如硫必利）等治疗通常能取得满意疗效；对于抽动障碍伴有注意缺陷多动障碍者，可同时使用可乐定、托莫西汀等治疗；对于抽动障碍伴有强迫症者，可同时使用选择性5-羟色胺再摄取抑制剂（如舍曲林）治疗。

（刘智胜）

什么是
难治性抽动障碍

难治性抽动障碍是近年来在儿童神经科 / 精神科逐渐形成的新概念，是指重度抽动障碍患者经过足量、规范使用氟哌啶醇、硫必利或阿立哌唑等抗抽动障碍药物治疗 1 年以上，仍然无明显疗效而迁延不愈的情况。

难治性抽动障碍通常具有以下临床特征：患者发病年龄较小，多为学龄前儿童；病前多有社会心理学异常诱因；患者母亲在孕期、围产期多受到异常因素影响；多存在不良家庭教养方式；合并秽语者所占比例较高；病程通常较长，抽动程度较重，多伴有心理行为问题，功能损害在中度以上。

（刘智胜）

抽动障碍在中医典籍中有哪些记载

历代中医文献中并无关于"抽动障碍"病名的记载，但与其症状相似的描述可散见于多部医学典籍中，如《幼科证治准绳·慢惊》描述："水生肝木，木为风化，木克脾土，胃为脾之腑，胃中有风，瘛疭渐生，其瘛疭症状，两肩微耸，两手下垂，时复动摇不已，名曰慢惊"；《素问·至臻要大论》描述："诸风掉眩，皆属于肝；诸暴强直，皆属于风"。根据中医五行学说及脏腑辨证观点，历代中医学者多将本病归于慢惊风、瘛、抽搐、筋惕肉𥆧、肝风、风痰证范畴，也有学者将本病归于振掉、痉风、心悸、怔忡、胸痹、梅核气、郁证范畴。对于本病，目前中医无相应病名，而是沿用现代医学的"抽动障碍"病名。多数医家认为本病与脏腑功能失调有关，以肝为主，也可涉及气血津液虚损、风痰湿阻及外邪为患等。治疗以调节脏腑功能，维持气血阴阳平衡为主。

（刘智胜　刘梓奕）

什么样的孩子
易患抽动障碍

研究认为，具有以下因素的孩子易患抽动障碍。

☑ **遗传因素** 家庭成员中如果有抽动障碍患者，则孩子发生本病的概率要明显增多，故认为抽动障碍与家族遗传有关，遗传方式倾向于多基因复杂遗传。

☑ **围产期因素** 如果母亲在孕期有高热、难产、剖宫产等情况，孩子既往曾有新生儿窒息、高胆红素血症等情况，或者孩子是早产儿，则易患抽动障碍。母亲孕期吸烟可以增加孩子抽动障碍的严重程度，并使孩子合并强迫症的发病风险较普通人群增高。

☑ **感染因素** 患呼吸道感染、扁桃体炎、腮腺炎、鼻炎、咽炎、水痘、各型脑炎、肝炎等疾病后，容易诱发抽动障碍症状加重。特别是 A 族乙型溶血性链球菌感染，可能导致抽动障碍的发生，这种情况在临床上被称为链球菌感染相关的儿童自身免疫性神经精神障碍，可以表现为抽动障碍症状和/或强迫症症状。

☑ **精神因素** 争强好胜、力求完美、性格内向、不善表达、胆小，具有这些性格特点的孩子，在受到惊吓、情绪激动、忧伤、学习负担过重、长期焦虑不安、看惊险恐怖影片及动画片等情况下易诱发抽动障碍。

☑ **家庭因素**　父母关系紧张、离异，训斥或打骂孩子，家长对孩子管教过于严厉、不良家庭环境等，这些因素易引发抽动障碍。

☑ **药物性因素**　可能诱发抽动障碍的药物包括中枢神经系统兴奋药（如苯丙胺、哌甲酯、匹莫林）、麻醉药（如可卡因、去氧麻黄碱、吗啡）、抗癫痫药（如拉莫三嗪、卡马西平）、抗抑郁药（如安非他酮）、左旋多巴等。

☑ **脑部因素**　颅脑损伤或各种原因所致脑功能障碍等易引发抽动障碍。

☑ **饮食因素**　长期食用含铅量高的食品，如皮蛋、油条、薯片、爆米花、罐头等，易引发抽动障碍。

☑ **共病因素**　具有注意缺陷多动障碍、强迫症、学习困难、睡眠障碍等情况的孩子易共患抽动障碍。

☑ **年龄与性别**　大多数抽动障碍起病于2～18岁，学龄前期和学龄期为发病高峰期，以5～10岁最为多见，男性患者明显多于女性患者。

（刘智胜）

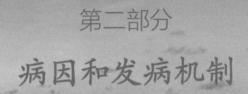

第二部分

病因和发病机制

引起抽动障碍的
原因是什么

面对医生对于孩子抽动障碍的诊断，家长的内心一定会有这样的疑惑："为什么我的孩子会被诊断为抽动障碍，是我管教得太严厉，还是孩子的大脑生病了？"部分成年人小时候也可能有不自主眨眼睛、清嗓等抽动表现，于是担心疾病会遗传给自己的下一代。

目前，抽动障碍的确切病因仍未明确，研究人员对病因及发病机制进行了大量研究，一致认为抽动障碍与儿童成长发育过程中遗传、环境、免疫、心理等多种因素综合作用有关。

（孙丹）

抽动障碍
会遗传吗

  抽动障碍具有一定的遗传倾向，但并不是遗传性疾病。家族中如果上一代有人患有抽动障碍，那么孩子患抽动障碍的可能性会相对普通人来说有所增加，但并非一定发病。对抽动障碍患者及家族成员的研究也发现短暂性抽动障碍有家族聚集现象，同一家族的成员抽动障碍发病的可能性达 40% ～ 50%。抽动障碍患儿的兄弟姐妹（这里指一级亲属）患抽动障碍的风险明显增加，尤其是双胞胎。另外，抽动障碍患儿可能同时患有注意缺陷多动障碍、强迫症、焦虑障碍、抑郁障碍等，这也与遗传因素有关，但抽动障碍及抽动障碍相关疾病的致病基因或易感基因目前并未明确。

（孙丹）

哪些易感基因
与抽动障碍有关

    研究表明，遗传因素在抽动障碍的发病机制中发挥着重要作用。候选基因研究表明，神经系统通路中的多个易感基因（*DRD2*、*DRD4*、*5-HT2C*、*SERT*），包括多巴胺能通路、血清素能通路和组胺能通路，可能与图雷特综合征的发病机制有关。近年来，通过连锁关系研究和结构基因组畸变分析，在图雷特综合征患者及家族中发现了几个候选易感基因，如*SLITPK1*、*IMMP2L*、*CNTNAP2* 和 *NLGN*。

（孙丹）

双胞胎会同时患抽动障碍吗

同卵双生子同时患抽动障碍的可能性更大。一项针对 43 对双生子（30 对同卵双生子和 13 对二卵双生子）的研究结果显示，图雷特综合征在同卵双生子的一致性为 53%，在二卵双生子的一致性为 8%。

（孙丹）

哪些孕期和生产因素
会导致孩子抽动障碍的发生率增高

　　母亲在孕期的精神心理压力过大、吸烟、饮酒、过多摄入咖啡与浓茶等不良习惯以及部分药物、疾病的影响，早产儿、过期产儿或新生儿羊水吸入、窒息等情况，都会导致孩子抽动障碍的发生率增加。怀孕的前 3 个月是胎儿神经系统发育的关键时期，在此期间孕妇出现情绪问题、营养不良、感染等情况，都会影响胎儿的大脑发育，更容易引发之后孩子的抽动障碍。

（孙丹）

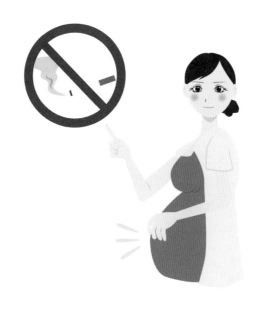

围产期异常
与抽动障碍有关吗

　　尽管围产期不良因素与抽动障碍相关的机制仍有待确定，但可以明确的是，以下围产期危险因素可能增加孩子罹患抽动障碍的风险：早产儿（胎龄＜37周）、低体重儿（体质量＜2 500g）、Apgar评分异常（＜7分）、孕期胎儿头围不达标、分娩方式（剖宫产、臀位分娩、助产）、父亲年龄大、母亲孕期吸烟史等。

（孙丹）

孩子罹患抽动障碍
是否与大脑发育异常有关

目前研究普遍认为抽动障碍的发生与大脑发育有关，抽动障碍是一种神经发育障碍性疾病，尤其与大脑中皮质－丘脑－纹状体－皮质环路涉及的神经递质不平衡有关。人体内的神经递质有兴奋性的，也有抑制性的，打个比方，正常人体内的神经递质就像天平一样平衡，而在抽动障碍孩子的体内，兴奋性的神经递质可能过多，导致天平倾斜，大脑兴奋性增加，从而导致抽动症状的发生。随着年龄增长，孩子的大脑不断发育完善，体内神经递质的天平逐渐平衡，这正是抽动障碍的孩子大多在青春期或成年以后症状逐渐好转的原因。临床上使用的硫必利、阿立哌唑、可乐定透皮贴片等治疗抽动障碍的药物能够起到类似调节天平平衡的作用。

（孙丹）

哪些不良社会环境
容易导致孩子罹患抽动障碍

　　在家庭、学校、社会中遇到的各种容易引起孩子焦虑、紧张、疲惫、兴奋、沮丧等负面情绪的事件均有可能诱发抽动症状，常见的诱因包括沉重的学业负担、老师的严厉批评、同学或朋友的嘲笑、观看恐怖电影、进行惊险刺激的娱乐活动（如乘坐过山车）等。放松、愉悦、自信、乐观的状态可以减少孩子抽动症状的发生。家庭环境，如父母离异、家庭成员关系不和谐以及不良的教导方式也是诱发和加重孩子抽动症状的重要因素。温馨愉悦的家庭氛围、宽容民主的教导方式有助于抽动障碍患儿病情的控制。在家庭教育方面，既不提倡打骂体罚，也不提倡宠溺骄纵。

（孙丹）

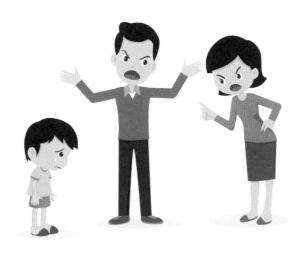

心理因素
与抽动障碍有关吗

　　一般来说，孩子如果存在焦虑、抑郁、沮丧等情绪，则容易出现抽动障碍，疾病、睡眠不足和压力过大也容易出现抽动障碍，而且会使原有的抽动症状加重。注意力集中、状态放松和睡眠可以缓解抽动症状。比如新型冠状病毒感染疫情暴发后，心理压力上升成为普遍现象，抽动障碍患儿的抽动症状加重，共病的症状表现也会有所加重，同时患儿入睡困难、经常醒来和觉醒困难、说梦话等睡眠问题也有所增加，这可能与疫情发生后的社交孤立、焦虑情绪等有关。部分患儿反映自己与父母或家庭其他成员之间的关系变得紧张，而长时间的相处也加剧了这种紧张关系，焦虑和抑郁等负面情绪增加。此外，还有部分患儿表述抽动症状加重与学业压力大有关。

（孙丹）

过敏等免疫因素
是引发抽动障碍的原因吗

多数抽动障碍患儿较早出现的症状可能是眨眼、清嗓、吸鼻等，有些孩子可能会说眼睛不舒服、喉咙不舒服，家长带其去眼科或耳鼻咽喉科就诊，常被误诊为过敏性结膜炎、咽炎或过敏性鼻炎，使用多种外用和内服药物后往往症状好转不明显，之后在医生的建议下前往儿童神经科、精神科等专科就诊，才被诊断为抽动障碍。当然，抽动障碍可以与常见的过敏性疾病同时存在，过敏症状于春夏季节发作或加重较多，给予抗变态反应药治疗后抽动症状可以部分好转，考虑抽动障碍可能与过敏反应相关。

（孙丹）

感染因素
与抽动障碍有关吗

　　有研究认为某些细菌或病毒感染会导致体内免疫功能紊乱，进而引起抽动障碍急性发作或者抽动症状加重，其中约10%与A族乙型溶血性链球菌感染有关。其他病原微生物感染后也可诱发抽动障碍的发生或使病情加重，包括肺炎支原体、EB病毒、巨细胞病毒等，这些病原微生物可能在感染机体后造成免疫功能紊乱，继而导致神经递质失衡，引发抽动障碍。

（孙丹）

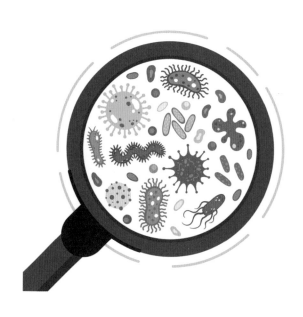

微量元素水平
与抽动障碍有关吗

有研究表明，血清中铅含量升高与儿童抽动障碍的发生有关，铅暴露对大脑、骨髓的影响比较明显，铅容易沉积在基底神经节或额叶皮质等与抽动障碍有关的部位，排铅治疗可以减轻抽动症状。血清中锌含量降低是抽动障碍的发病因素，缺锌会影响神经细胞发育或导致神经递质失衡，进而引发抽动症状。至于是否需要常规补充锌、铁等微量元素，目前医学界还没有明确结论。

（孙丹）

为什么在抽动障碍患者中男性多于女性

在抽动障碍患者中存在男性多于女性的情况，男女比例约为（3 ~ 5）：1，可见抽动障碍好发于男性。尽管男性患者总体上多于女性患者，但随着年龄的增长，女性发病比例会逐渐升高，同时女性患者的病情也会随着年龄的增长而更重、更复杂，出现情绪问题的可能性也更大。男性患者更容易出现多动、冲动，这可能与胎儿时期或出生后雄激素的暴露有关，外源性雄激素可加重抽动障碍患者的抽动症状，而抗雄激素类药物可能具有一定的治疗作用。

（孙丹）

哪些药物和食物
会诱发或加重抽动症状

在药物方面，长期大剂量使用抗精神病药（如氯氮平、安非他酮）或中枢神经系统兴奋药（如苯丙胺、哌甲酯、匹莫林）可能诱发或加重抽动症状。

在食物方面，研究认为不合理地摄入富含色氨酸的食物会影响大脑神经递质的平衡，进而诱发抽动症状，但这并不意味着要避免进食此类食物。另外，经常摄入碳酸饮料、膨化食品等加工食品以及高脂饮食容易导致儿童摄入过多有害元素，对神经系统造成不良影响，进而引发抽动症状。因此，抽动障碍患儿平时要养成良好的饮食习惯。

（孙丹）

抽动障碍患儿扭脖子
是否意味着存在颈椎问题

儿童的脊柱和运动功能仍处于发育阶段，寰枢关节囊和韧带具有较高弹性，与成人相比，儿童的寰枢关节面较浅、关节活动度更大、颈部肌肉相对较为薄弱，加之儿童头部较重，当有咽部感染或外伤时容易造成寰枢关节不稳定。有研究指出，抽动障碍与寰枢关节不稳定存在一定关系。

抽动障碍患儿常有颈部不适、扭脖子等表现，这种情况往往容易被误诊为颈椎病，家长亦会把这种不适感当作颈椎病的表现而反复带孩子前往骨科就诊，但两者在病变部位、病理变化、症状、辅助检查等方面均存在差异，就诊时家长应配合医生为孩子进行详细问诊、查体并完善相关检查，以更准确地作出诊断。

（孙丹）

抽动障碍
会出现哪些脑部病理改变

在针对抽动障碍患者的研究中，最常见的脑部影像学异常是纹状体和苍白球体积缩小。功能磁共振成像数据表明，抽动障碍患者的神经活动增加发生在运动通路的所有部分，包括感觉运动皮质、壳核、苍白球和黑质。先兆冲动与初级躯体感觉皮质、壳核、杏仁核或海马的活动增加有关。尾状核和前扣带回皮质的活动减少，这两个部分的功能是自上而下地控制着运动路径，表明对抽动行为或先兆冲动的输入减少。

（孙丹）

颅脑损伤
与抽动障碍有关吗

　　颅脑损伤后早期出现抽动症状有时候不易被识别，而颅脑损伤后晚期出现抽动症状可能是由于损伤对连接额叶皮质和基底神经节神经回路的延迟效应所致。轻微的颅脑损伤一般不会影响神经功能，很少引起抽动症状，但不排除颅脑损伤导致患者心理、精神上受到损害，从而引起抽动症状。难产、早产、剖宫产等导致的新生儿颅脑损伤或缺氧等情况可能引发抽动障碍。需要注意的是，家长一般难以鉴别症状是由颅脑损伤导致的抽动或者是癫痫发作，如遇到这种异常情况，家长可做好视频记录并尽早带孩子到医院诊治，以便及时干预与治疗。

（孙丹）

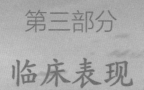

第三部分

临床表现

抽动障碍的
起病年龄

抽动障碍好发于儿童和青少年，成人少见且症状多不典型。通常来讲，抽动障碍的起病年龄为 2～18 岁，平均起病年龄为 6～7 岁。因此，在学龄前和学龄儿童中相对多见，以 5～10 岁最为多见。抽动障碍一般在 10～12 岁时症状表现最严重。多数预后良好，到青春期前后症状可以自行减轻，约半数以上到 18 岁以后症状可以消失，不会对日常生活和社会功能造成影响，少数难治病例症状有可能延续到成年。

抽动障碍在起病时，多表现为运动抽动症状，儿童常为头面部抽动，而成人多为肢体抽动。发声抽动的出现时间常比运动抽动要晚，平均出现年龄约 11 岁。

我们通常把 18 岁以后起病的抽动障碍称为晚发性抽动障碍或成人抽动障碍。与儿童相比，成人抽动障碍多继发于某种明确的病因，如脑炎、颅脑损伤、中毒、应用某些药物等。成人抽动障碍的病程时间更长，可以持续终身，发作前常感到身体不适，并更容易伴随一些心理行为问题。

（符娜）

短暂性抽动障碍
有哪些表现

根据病程长短，以及具体临床表现，可以将抽动障碍分为不同的类型，其中一种被称为短暂性抽动障碍。

短暂性抽动障碍，又称暂时性抽动障碍，它的主要特点是：起病时间在 18 岁以前，抽动的总病程少于 12 个月，在此期间抽动症状可以反复出现，并且不符合慢性运动或发声抽动障碍或图雷特综合征的诊断标准。

短暂性抽动障碍的症状表现形式多样，既可以是一种抽动形式，又可以是多种抽动形式；既可以是运动抽动，又可以是发声抽动。最常见的表现为眨眼、转头、耸肩、清嗓、吸鼻等简单抽动。

也就是说，典型的短暂性抽动障碍通常在儿童或青少年期起病。每个抽动障碍患儿的症状表现可能不同，即使是同一个患儿，在不同时期也可能表现为不同的抽动形式。在整个病程中抽动症状可以自行加重或减轻，甚至症状完全消失后再次出现，反反复复，但总的病程不超过1年。

需要注意的是，在诊断短暂性抽动障碍之前，还需要排除由某种药物或内科疾病引起的抽动障碍。部分疾病可以引起抽动样表现，如风湿性舞蹈症、一氧化碳中毒、感染引发的脑炎等。家长需要细心观察，提供真实、详细的病史资料，以利于医生进行鉴别诊断。

（符娜）

慢性运动或发声抽动障碍
有哪些表现

慢性运动或发声抽动障碍的特点是：①18岁以前起病，从最早出现抽动的时间开始计算，病程大于12个月，在此期间抽动症状的发作频率可以自行增加或减少；②抽动症状可以表现为一种形式或多种形式，既可以是运动抽动，也可以是发声抽动，但整个病程中只表现为运动抽动或发声抽动当中的一种；③不符合图雷特综合征的诊断标准。

慢性运动或发声抽动障碍与短暂性抽动障碍相似，通常在儿童期或青少年早期起病，临床表现可以很多样，抽动症状的发作频率和严重程度可以随时间波动，时轻时重，或在一段时间内暂时消失。

但是与短暂性抽动障碍不同，慢性运动或发声抽动障碍的总病程超过1年，通常病程中症状缓解阶段的时间少于2个月。与图雷特综合征不同，慢性运动或发声抽动障碍在整个病程中只会出现运动抽动或发声抽动当中的一种形式，而不是两者兼有。

有人按照整个病程中抽动症状是否会发生变化，将慢性运动或发声抽动障碍分为保持不变型和慢性波动型。前者抽动症状刻板固定，持续多年；后者抽动症状波动起伏，部位多变。

当然，慢性运动或发声抽动障碍的诊断需要在排除由药物或内科疾病所致抽动障碍的基础上得出。

（符娜）

图雷特综合征
有哪些表现

图雷特综合征是抽动障碍的一种类型，是以一位法国医生的姓氏命名的，又被称为抽动秽语综合征。

图雷特综合征的特点是：①18岁以前起病；②具有多种运动抽动以及一种或多种发声抽动形式；③病程在1年以上；④需要排除药物或内科疾病所致抽动障碍。

图雷特综合征是抽动障碍中病程比较长（大于1年）、症状相对较复杂，既有运动抽动又有发声抽动的一种类型。

图雷特综合征的运动抽动和发声抽动常常同时出现，但也可以先后出现。症状表现往往更复杂，如出现多个部位的抽动、模仿性言语和动作、看似有意义的一些连贯动作等。

在所有抽动障碍类型中，图雷特综合征症状偏重，更容易出现治疗困难。部分患者的抽动症状可以持续到成年，严重时会影响患者的日常生活和社会功能，同时带来心理上的压力和困扰。所以，图雷特综合征的疗程可能要比短暂性抽动障碍长，药物的减停过程要更缓慢，需要医生根据患者的具体情况，一边观察一边逐步减量。

图雷特综合征的病情有轻重之分，并不是说一旦被诊断为图雷特综合征就说明病情很严重，没有治愈的希望。经过恰当的心理行为治疗和药物治疗，多数患者的症状是可以改善甚至完全消失的。

（符娜）

什么是
抽动

抽动（tic）一词源于法语 tique，这个词在法语中是指牛马在受到扁虱叮咬时出现的皮肌收缩动作。

在医学词汇中，抽动指的是身体的一个部位或多个部位出现不自主的、反复的、快速的、无目的的、刻板的肌肉收缩动作。

这种抽动动作可以是运动性的，也可以是发声性的；部位可以固定，也可以游走；可以每天出现，也可以间断出现。抽动动作是抽动障碍最主要的临床表现。

抽动症状具有以下特点：①通常从面部开始，逐渐发展到头、颈、肩部，而后波及躯干及上下肢；②抽动的表现形式多样，可以由一种形式自行转变为另一种形式，或者出现新的抽动形式；③病程中抽动的频度和强度呈现波动性，可以自然缓解，或因某些因素而加重或减轻；④通常在清醒状态下出现，在睡眠时减轻或消失；⑤抽动症状是不自主的，但可以在短暂的时间内自我控制。

根据以上特点，我们会发现，抽动的本质是肌肉的快速收缩，这种动作是不能完全被自我控制的。

当家长发现孩子出现类似于抽动的表现时，要注意观察记录，争取在就诊时提供充分的、真实的病史资料，最好是有录像资料，这样能够帮助医生对孩子的情况作出更准确的判断。

在医学上，同为肌肉收缩引起的动作，抽动与抽搐并不相同。抽搐也是不受自身控制的肌肉收缩动作，但一般与癫痫发作相关，原因可能是脑神经元的异常放电。在抽动发生的同期进行视频脑电图监测就会发现，抽动障碍患儿并没有脑神经元的异常放电，即在抽动同期并没有出现癫痫波。所以抽动与抽搐是不同的，不能混淆。

（符娜）

抽动是孩子
故意搞怪吗

抽动发生时，患儿有时会表现为挤眉弄眼、扮鬼脸，或故意模仿某个动作；有时还可以表现为尖叫、吹口哨、重复说一些话、模仿动物的叫声。抽动障碍的孩子会在不适宜的场合发出一些不恰当的、污秽的言语，也就是秽语。这些表现看上去更像是孩子在故意搞怪，所以容易被家长误认为是孩子的淘气行为。

其实，抽动是一种不自主动作。虽然在患者自己注意到这个行为时可以用意志力短暂控制，但时间不能持久。

部分抽动障碍患者具有良好的自知力，对自己作出的这些动作和语言感到非常羞愧，担心被别人嘲笑。为了掩盖这些动作和语言，摆脱尴尬，他们常常会使用其他一些动作或者经过修饰的语言来替代原有的抽动表现。这种掩饰性的动作和语言有时会显得比原来的抽动症状更加突出，从而成为新的抽动症状。这使得抽动障碍的表现变得更为复杂。

家长需要明白抽动并非孩子故意所为，而是抽动障碍这种疾病的症状表现。抽动障碍的病因和发病机制虽然目前尚未完全明了，但目前认为与多种因素有关。其中脑内的多巴胺、去甲肾上腺素、5-羟色胺等神经递质失衡，可引起神经功能障碍，进而引发抽动障碍；脑内基底神经节、额叶皮质、边缘系统的发育和解剖结构异常，以及遗传因素和社会环境因素等均可能引发抽动障碍。

　　在了解到这些动作和语言都是抽动障碍的表现之后，当孩子再作出这些怪异动作、发出怪异声音的时候，家长应该理解他们、尊重他们，而不是批评他们、嘲笑他们，也不应强制要求孩子一定要控制自己的抽动，而是应该告诉他们这不是他们的错，鼓励他们更加自信和从容地面对困境。

（符娜）

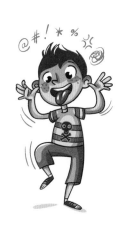

抽动
如何分类

在临床实践中，为了更好地区分患者抽动症状的表现形式和严重程度，首先要根据抽动的不同部位，以及是否伴有发声，将抽动症状分为运动抽动和发声抽动。其次，根据表现形式的复杂性，将抽动分为简单抽动和复杂抽动。

运动抽动可以分为简单运动抽动和复杂运动抽动，发声抽动也可以分为简单发声抽动和复杂发声抽动。

有些动作表现形式比较简单，如眨眼、皱眉、张口、耸肩、吸鼻、清嗓、发出嗯啊声等，称为简单抽动；有些动作表现形式比较复杂，或者由一系列连贯的动作组成，甚至带有一定的表演性质，或者患者自己对抽动动作加入一些掩盖和修饰成分，使每一次动作看起来似乎有一定的目的性和合理性，如挥舞手臂、做鬼脸、下蹲、身体旋转、修饰发鬓、模仿行为、重复言语，以及秽语等，称为复杂抽动。

（符娜）

运动抽动
有哪些表现

运动抽动，是指由于躯体肌肉的突然、快速、无目的的重复性收缩运动，导致头面部、四肢或躯干的抽动动作。

通常开始时症状较轻，之后逐渐加重。通常最先起于头面部，继之按照颈部、肩部、上肢、躯干、下肢的顺序发展。可累及单个或多个部位，部位可以自行变换。

头面部的眨眼、张口、伸舌、皱眉、点头、仰头、转头、耸肩，肢体和躯干部位的甩手、搓手、伸臂、抬腿、伸腿、抖腿、屈膝、屈髋，扭腰、收腹等，这些都属于比较简单的动作，称为简单运动抽动。简单运动抽动以头面部症状最多见，持续时间最长。

另一些动作则比较复杂，往往是由一系列复杂、协调的动作组成。有时患者自己会在动作中加入一些掩饰成分，使单次动作看似合理或有意为之，如做鬼脸、挥舞手臂、旋转手指、下蹲、敲打自己、下颌触膝、跳跃、跺脚、身体旋转、修饰发鬓、模仿行为或猥亵性手势等，称为复杂运动抽动。

目前认为，这些五花八门、复杂连续甚至有些古怪的抽动动作，可能很多是为了克服或掩饰原本简单的抽动动作而逐渐形成的，如用跺脚来掩饰腿部的抽动，用旋转手指来掩饰手指的抽动。但这些掩饰动作可能比原有的简单抽动动作幅度更大，并且最终逐渐形成掩饰动作与原有抽动动作交织出现的情况，使抽动动作变得复杂多样、难以理解。

在同一个患者身上可以同时表现为简单运动抽动和复杂运动抽动，也可以由一种运动抽动转化为另一种运动抽动。抽动的部位可以不断变化，使症状看起来变化多端、此起彼伏、层出不穷。

（符娜）

发声抽动
有哪些表现

发声抽动是指由于发声器官的肌肉抽动，使气流在通过口、鼻和咽喉时发出声音。这些声音常常是刻板重复、单调、无意义的。

发声抽动可以分为简单发声抽动和复杂发声抽动。

简单发声抽动包括喉部发出的嗯啊声、吸鼻声、清嗓声、咳嗽声、咕噜声、喊叫声、口哨声、爆破声，舌肌抽动发出的滴答声、咔嗒声，鼻部发出的吸鼻声、喷鼻声，以及由于膈肌抽动出现吸气动作而发出的声音等。

部分患者会不自主地发出与环境场合不相符的、似有意义的词句，称为复杂发声抽动，如说出一些单词、词组、短语、短句，或者改变音量和音调，以及重复说某些话、模仿某些言语和声音，以及秽语等，即复杂发声抽动。

当患者喉部肌肉抽动时，有时会导致发音延迟或音调发生变化。为了掩饰这种变化，患者往往会故意抬高声调，或发出一些嘈杂奇怪的声音；有时为了能够清楚地表达而重复说出一些语言，从而呈现出一系列奇怪的发声。

当不自主的发声表现为复杂的重复语言，或恶意的、污秽的语言时，即为秽语。秽语常常会突然出现在句子中间，表现为大声、重复、有时是含混不清的脏话，往往出现在不适宜的时间、地点。患者虽然自知，却难以自制，为了避免难堪，只能通过修饰或伪装来尽力掩饰。有时也会表现为精神性秽语，即头脑中反复出现某个秽语，或者通过某种秽语姿势或手势呈现。

部分患者既有运动抽动又有发声抽动，部分患者只有其中一种形式。大部分患者会先出现运动抽动，而后出现发声抽动。少部分患者的发声抽动与运动抽动同时出现或先于运动抽动出现。图雷特综合征患者最终一定会出现发声抽动。

（符娜）

什么是
感觉抽动

40% ～ 55% 的患儿在运动抽动或发声抽动之前，会出现身体局部不适感，被称为先兆冲动或前驱症状，在抽动动作完成后上述症状会有所缓解，这种异常感觉被称为感觉抽动（sensory tics）。

感觉抽动包括压迫感、紧绷感、烧灼感、瘙痒感、痛感、热感、冷感等，或者表现为一种不可抗拒的冲动或者焦虑，以及其他精神不适感，如在眨眼出现之前，会先感觉到眼睛酸痛；在摇头耸肩之前，会先出现脖子和肩膀的酸痛不适，或感觉肩膀上压着东西；在发声抽动之前会感觉嗓子痒；或是某种无法描述的不适感。在完成抽动动作之后，这种不适感就会明显减轻或消失。

感觉抽动一般在年长患儿主诉中更多见，这可能是与低年龄段患儿的语言表达能力受限，而年长患儿能够用语言清楚地表述自己的感受有关。

感觉抽动常会被认为是由于健康问题所致，而不会联想到抽动症状，所以容易被误诊，此时进行身体检查往往没有任何异常发现。通常情况下，行为治疗对感觉抽动的疗效较好。

（符娜）

抽动障碍的
首发症状是什么

抽动障碍的首发症状，即患者早期最先出现的抽动症状。大部分患者会先出现运动抽动，发声抽动通常会在运动抽动后的1～2年出现。

在运动抽动中，往往以头面部抽动作为首发症状，从简单抽动逐步演变为复杂抽动。有报道称，以眼部症状首发的抽动障碍占所有抽动障碍的38%～59%。在眼部症状中，以眨眼作为首发症状的最为多见。

在发声抽动中，通常也以简单发声抽动作为首发症状。最初表现为清嗓、干咳、哼哼声、嗯嗯声等。以清嗓作为首发症状的最为多见，而以秽语作为首发症状的情况仅占1.4%～6%。

在抽动障碍刚刚起病时，我们需要注意与其他疾病进行鉴别。比如在以眨眼为首发症状时，需要与结膜炎等眼部疾病鉴别；以清嗓、干咳为首发症状时，需要与咽喉炎、气管炎等呼吸系统疾病进行鉴别。

如果患者出现与局部躯体疾病严重程度和持续时间不符的抽动障碍表现，并且自己可以短暂抑制，紧张时容易加剧，放松和睡眠时减轻甚至消失，则要考虑这可能是抽动障碍的首发症状表现。这时应持续随访，细心观察症状出现的规律以及是否伴有其他的抽动症状和不适等，以便在就诊时能够把尽可能多的病史信息提供给医生。医生会结合体格检查结果以及必要的辅助检查进行鉴别诊断。

（符娜）

抽动障碍的
罕见临床表现有哪些

抽动障碍的临床表现多样，比较常见的是简单运动抽动和简单发声抽动，复杂抽动相对少见，如弯腰、屈膝、跺脚、蹦跳、敲打、重复发出单词或短语等。

部分复杂抽动则更为罕见，并且常显得怪异和难以理解，如部分患者会表现为用拳头捶打胸部、走路转圈、向后倒退、拍手或舞动四肢、下跪、眼球转动、做鬼脸、用力跺脚、做触摸或闻嗅动作、反复作出某个表示恶意或胜利的手势、由于颈部一侧肌肉抽动引起斜颈、由于膈肌抽动作出吸气样动作等。有时患者会突然改变音量和声调，出现模仿语言，如模仿电视里的某个声响，或者发出动物的吼叫声、哽咽声、用鼻子发出嗤之以鼻的声音，重复念自己的名字或一句话，甚至发出一些很不礼貌的语言，即秽语。

出现这些抽动动作的原因不清，可能是患者对自己的抽动表现能够感知，却不能自控，所以希望能用其他一些动作或声音来替代或掩盖。有时掩盖的动作甚至超过了原本的抽动动作，或者是几个抽动动作连在一起，使得整套抽动动作看上去很怪异，或者看似有一定意义却又出现在不该出现的时间和地点，令人费解。

我们应该认识到这些其实都是抽动障碍的症状表现，是患者自身无法控制的，出现这些复杂的抽动动作时，往往需要药物配合心理行为疗法进行综合治疗。患者需要亲人、朋友、同学、老师的支持和鼓励。只有大家共同努力，才能帮助患者放下心理负担，战胜疾病。

（符娜）

抽动障碍患者
为什么会出现头痛、腹痛等症状

抽动障碍患者有时会有一些身体不适，如头痛、腹痛，或者是肩膀酸痛、头晕等。这种疼痛有时也可以表现为烧灼感或其他异常感觉。

这种异常感觉往往出现在抽动动作发生之前，此时患者会感到身体很不舒服，只有完成抽动动作后，这种疼痛或不适感才会减轻或消失。如果不完成抽动动作，则这种疼痛或不适感就会持续。

很多时候，抽动障碍患者所作出的抽动动作是为了减轻这种疼痛或不适感，如头痛会在患者作出点头或摇头动作之后减轻，腹痛会在患者作出腹肌收缩或发声动作之后减轻等。可以将这种疼痛或不适感看作是发生运动抽动或发声抽动前的先兆。

这种情况在年长患儿或成人患者中更容易出现，可能与他们能够将自己的不适感清楚地表达出来有关。如果因为这些不适赶到医院就诊，经过医生检查后往往不会发现真正的躯体疾病。这种异常感觉是抽动表现的一部分，即感觉抽动。

当了解了这种疼痛或不适感其实是抽动障碍的先兆表现时，就可以解除对身体疾病的担忧。患者可以通过心理疏导、转移注意力等方式来缓解这种疼痛或不适感。

在此之前，患者需要排除真正的躯体疾病。通过细心观察，可以发现身体的疼痛或不适感与抽动动作之间的关系，必要时可以通过辅助检查来帮助排除躯体疾病。

抽动障碍患者容易伴有焦虑、抑郁等情绪。当患者同时存在情绪障碍时，也会出现头痛、腹痛等身体不适，这种不适其实是心因性的。

另外，抽动障碍患者容易共患偏头痛。有研究发现，在抽动障碍患者中，偏头痛的发生率要明显高于普通人群。

可见，上述原因都会导致抽动障碍患者出现头痛、腹痛等身体不适，需要认真分辨，正确判断，才能有针对性地进行治疗。

（符娜）

抽动障碍患者
临床症状轻重的演变规律

抽动障碍是一种慢性疾病，症状时轻时重，呈波动性，既可以自然缓解，又可以因为某些因素而加重或减轻。感染、疲劳、过敏，以及开学或放假之类的事件都有可能使抽动症状加重，而放松、集中精力时抽动症状可能减轻。

抽动障碍的平均起病年龄是 6 ~ 7 岁，通常在 10 ~ 12 岁病情最重。就抽动本身而言，一般运动抽动的出现早于发声抽动。

☑ **发声抽动**　平均起病年龄为 11 岁左右，可比运动抽动晚 1 ~ 2 年出现。发声抽动最初常表现为清嗓、干咳、哼哼声、嗯嗯声等简单抽动，之后发展为复杂抽动。秽语症状起病时间一般会更晚一些，平均起病年龄为 13 ~ 14.5 岁。

☑ **运动抽动**　往往从眼部、面部、头部的抽动症状起始，逐步发展到四肢、躯干部。从开始的简单抽动逐步演变为跳跃、模仿等复杂抽动。

随年龄增长，一般到青春期阶段抽动症状会逐渐缓解或消失。在此之前，症状可能会时好时坏，时隐时现。多数患者18岁以后抽动的强度和频繁程度明显减轻，不会影响患者的社会功能。少数患者的症状会一直延续到成人阶段，抽动明显，甚至用药物难以控制，或者合并其他共病而严重影响患者的生活质量。

（符娜）

不同性别、年龄的
抽动障碍患者临床表现有区别吗

男性和女性抽动障碍患者容易伴发的共病不同，这会使男性患者和女性患者在临床表现上存在一些差异。

男性患者容易共患注意缺陷多动障碍，而女性患者更多共患强迫症，所以男性患者更容易出现注意力不集中、多动、冲动等注意缺陷多动障碍的表现，而女性患者则更容易出现强迫症的表现。强迫症可以包括强迫观念和强迫行为，如强迫计数、洗手、触摸，可以是某种仪式，也可以是强迫回忆和强迫想象。有研究显示，女性患者中接近一半伴有强迫行为，而男性患者中伴有强迫行为的只有 1/3 左右。这种性别差异的产生，可能与性激素对中枢神经系统早期发育过程的影响有关。

不同年龄的抽动障碍患者临床表现也会存在差别。儿童期起病的抽动障碍患者，其症状多表现为运动抽动或发声抽动。年长患儿和成人患者也常以运动抽动起病，但常伴有感觉抽动，表现为身体的不适感。这种躯体的不适感可能会使患者感觉非常痛苦，甚至超过了抽动动作对患者的影响。

此外，年长患儿和成人患者需要面对更多学业、工作方面的压力。由于疾病的原因，可能会使他们更容易在学习、工作、家庭和社会关系中受挫，由此引发的焦虑、抑郁等心理情绪方面的问题在他们身上可能会表现得更为突出。

（符娜）

抽动障碍患儿在不同环境中表现有区别吗

环境因素会对抽动症状有一定影响，在不同环境中患儿的抽动表现可能会有所不同。

很多患儿在学校时抽动症状比较轻，如在面对老师、进行体育运动、上台演讲或者集中精力专注于做某一件事的时候，抽动症状常会减轻。但同时老师可能会反映孩子的一些其他表现，如注意力不集中、丢三落四、常常晚交作业、脾气急躁、不守纪律、攻击性行为等。

当患儿回到家时，精神放松下来，不用再刻意控制自己，加上有时家长对患儿过度关注，或者由于抽动症状、学习问题经常批评患儿，导致患儿心理压力增加。这些因素常容易导致患儿抽动症状出现得更加频繁。有时家长会反映，只有在看电视或玩电子游戏时患儿的抽动症状才会减轻。

当然，环境因素对抽动症状的影响是因人而异的。部分患儿的抽动症状反而是在玩电子游戏或进行体育运动后加重，部分患儿的抽动症状是在上课或者回答问题时加重。

由此可见，抽动障碍患儿在学校和家庭等不同环境中的表现可能会不同，作为家长，需要和老师多沟通，了解孩子在学校的情况，并取得老师的理解和配合。在家里，要尽量减少对孩子的批评和指责，减轻孩子的心理负担，多一些关爱和陪伴，帮助他们建立自信。同时应细心观察，尽量去除诱发抽动症状的环境因素，通过改变环境，帮助孩子改善抽动症状。

（符娜）

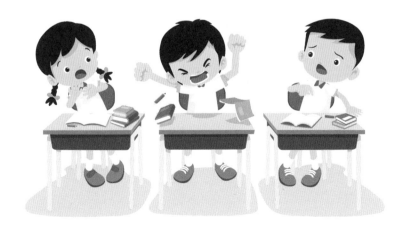

秽语是抽动障碍的
典型症状吗

　　抽动障碍也被称为抽动秽语综合征，所以很多人误以为秽语是抽动障碍的典型症状。目前医学界普遍认为，用"秽语"一词来代表抽动障碍的特点并不适合。

　　抽动障碍按照临床表现可以分为运动抽动和发声抽动，秽语是发声抽动中的一种形式。只有当复杂发声抽动表现为在某些场合发出不适合的、大声的、无礼的或者污秽的语言时，才被称为秽语。

　　秽语的发音可能会含糊不清，在句子中间暴发性出现，有时患者会一遍一遍地重复，语言不雅，内容多与排泄和性有关。但发出这些语言并非出于患者自愿，只是自身难以控制。所以有时当患者说出一连串的脏话后，自己也会感到非常难堪。当我们认识到这些都是疾病的表现时，就应该充分理解患者，而不是以冷漠歧视的态度对待或者指责他们。

其实在抽动障碍的相关表现中，秽语的发生率相对比较低；图雷特综合征中秽语的发生率仅为 10% 左右。所以，秽语并不能算是抽动障碍最典型、最常见的表现，而且"秽语"一词本身含有一定的贬义，使用这个词会显得对患者不够尊重。按照目前的国际诊断分型标准，这部分抽动障碍患者大多会被诊断为图雷特综合征，而不再沿用"抽动秽语综合征"一词。

（符娜）

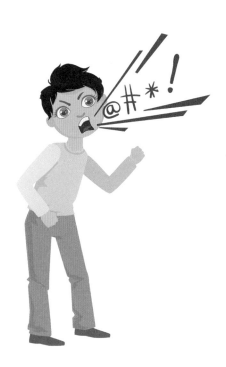

加重抽动症状的
因素有哪些

对于抽动障碍的患儿来说，影响和诱发抽动症状的因素比较复杂，有很多因素可以加重抽动症状。

抽动障碍具有应激敏感性，容易受到应激事件的影响。当遇到应激事件时，可以刺激抽动的产生或复发。有研究表明，抽动障碍患者对应激的反应可能与下丘脑－垂体－肾上腺轴的高反应性，以及脑内神经递质的活性异常有关。

其中，心理或情绪应激事件，如紧张、焦虑、兴奋、生气、惊吓，或者在受到大家关注的情况下，以及在受到批评指责时可能使抽动症状加重；气氛轻松或者在集中精力的情况下可能会使抽动症状暂时减轻。

生理应激事件，如感染、过敏、疼痛、过于疲劳、睡眠不足、内分泌变化等可能会使抽动症状加重。

药物因素也会对抽动症状产生影响，如使用左旋多巴、苯丙胺、卡马西平等药物，或突然停用抽动治疗药物时，可能会使抽动症状加重。

抽动症状还可能受到季节和时间因素的影响，如部分抽动障碍患儿会在容易过敏的春季、容易发生呼吸系统感染的冬季，或在开学或放假时出现抽动症状加重的情况，而过了上述时期后症状会减轻。

对不同患者来说，导致抽动症状加重的因素可能不同，在明确了加重抽动症状的因素后，就可以更有针对性地采取预防措施并调整治疗方式。

（符娜）

减轻抽动症状的因素有哪些

抽动症状常常会受到心理、情绪等因素的影响，如在情绪稳定、放松的状态下，患者的抽动症状往往会减轻。当患者集中精力在某一件事情时，如看电视、玩电子游戏、读故事、弹琴，抽动症状可能会暂时减轻或消失。

良好的身体状态可能会使抽动症状减轻，如充足的睡眠、躯体疾病痊愈。

在某些特殊情景或状态下，患者的抽动症状可能会突然减轻，如放假休息、上台表演、见到医生或者老师、画画写字等。部分患者在学校或者诊室里很少出现抽动症状，而回到家里抽动症状就会明显增多。睡眠中，抽动症状会相应地减少或消失。

各种因素对抽动症状的影响因人而异。通常，患者在感染状态下抽动症状会加重，集中精力时症状会减轻。但也有些患者在感染或发热时抽动症状反而减轻，越是集中精力做某种运动或玩电子游戏时抽动症状越是加重。所以，对于抽动症状影响因素的判断方面，需要家长细心观察，具体情况具体分析。

（符娜）

抽动症状
可以自然缓解吗

目前认为，抽动障碍属于神经发育障碍性疾病，总体预后良好，部分患者在数周或数月为可以自然缓解，多数患者随年龄增长症状逐渐减轻。到青少年期或成人期，大约 1/3 的患者症状可以完全消失；大部分患者的症状明显缓解，残留的症状轻微而不影响日常生活；少部分患者的抽动症状反反复复，持续终身。

有研究表明，约 80% 的 10 岁以前起病的抽动障碍患者在青春期症状会明显减轻。病情的缓解受到起病年龄、疾病严重程度等因素的影响。

共病的存在往往对患者的社会功能损害更大，也会加重抽动障碍的病情严重程度和缓解难度。

部分抽动障碍患者无须药物治疗，症状可以自然减轻、消失；部分接受药物治疗的患者可以随病情的缓解而逐渐减药、停药。

对抽动障碍的早期识别、正确诊断与合理治疗，可以在一定程度上缓解抽动症状，为改善最终预后产生重要而积极的影响。

（符娜）

抽动障碍患者在睡眠时还会出现抽动症状吗

既往认为睡眠时抽动症状会完全消失，但现在的研究表明，少部分抽动障碍患者在睡眠时抽动症状并未消失。通过多导睡眠图监测可以看出，患者的抽动症状可以在整个睡眠周期中持续存在，但严重程度一般会较清醒状态下有所减轻。

目前认为这可能与 γ- 氨基丁酸的代谢水平有关。γ- 氨基丁酸为抑制性神经递质，有研究认为睡眠时血液中 γ- 氨基丁酸水平生理性升高，抽动症状会相应减少或消失。

对于睡眠中的抽动症状要进行谨慎判断，注意与其他疾病鉴别。视频脑电图监测可以在一定程度上辅助医生进行鉴别诊断。

另外，抽动障碍患者常会伴有不同程度的睡眠障碍和睡眠问题。多导睡眠图可以监测到抽动障碍患者快速眼动睡眠减少，睡眠觉醒次数增加，出现梦魇和失眠等。

抽动障碍患者的症状严重程度与睡眠紊乱程度相关。抽动障碍患者夜间睡眠质量下降、觉醒次数增加，难以缓解疲劳等，都可能导致清醒期抽动障碍发作次数增多。

（符娜）

抽动障碍患者
有神经系统软体征吗

所谓神经系统软体征，指的是医生在进行神经系统查体过程中发现，某些患者存在与真实年龄相比发育比较幼稚、不够成熟的表现。通常主要表现为运动发育不成熟、精细动作或协调能力差。

这些神经系统软体征只在少数抽动障碍患者身上出现，这部分患者往往会在完成一些精细动作或技巧性动作时显得比较笨拙，如直线行走、跳跃时表现出的运动不协调，双手做交替翻手、拍手、对指时表现出的对精细动作控制能力不足，或者姿势不对称、不协调等肌肉控制力和肌张力障碍等。

这些体征往往很轻微，并没有神经系统疾病的定性和定位意义，所以并不直接指向某种疾病。导致神经系统软体征的原因可能是患者大脑的某些部位在发育过程中受到损伤而导致发育延迟，或者患者本身存在发育障碍，导致相应部位的脑功能损害。

上述神经系统软体征在抽动障碍患者身上的意义尚不清楚，不一定具有诊断意义，也不一定与患者的智力和综合能力水平相关，并且可能会随着时间的推移、年龄的增长而逐渐消失。

在评价抽动障碍的神经系统软体征时，要参照患者的年龄、病史，结合其他神经系统检查来综合判断。

（符娜）

抽动障碍患者的
症状严重程度如何划分

抽动障碍患者的症状严重程度不一，其划分除了依据抽动症状的强度、频繁程度、复杂程度外，还要依据抽动障碍及共病对患者造成的影响来评价。

抽动障碍患者容易伴发多种共病，很多时候，共病对患者的影响甚至超过了抽动障碍本身，如注意缺陷多动障碍、强迫症、睡眠障碍、焦虑障碍、抑郁障碍等共病会严重影响抽动障碍患者的正常生活。所以，往往抽动障碍越重，伴随的共病也越重；共病越重，抽动障碍越容易加重。

抽动障碍症状严重程度分为三种，即轻度、中度和重度。轻度抽动障碍指的是抽动症状较轻，对患者的日常生活、学习、工作和社会交往等方面没有影响；中度抽动障碍指的是抽动症状较严重，但是对患者的日常生活、学习、工作和社会交往等方面影响较小；重度抽动障碍指的是抽动症状较重，对患者的日常生活、学习、工作和社会交往等方面造成严重影响。

由于抽动障碍患者的临床表现具有波动性，时重时轻，容易受到很多因素的影响，与年龄相关，还容易同时存在共病表现，再加上评价者对于抽动障碍患者的评价可能存在一定的主观因素，这为对抽动障碍患者的症状严重程度评估带来了一定困难。

为了更加客观、全面地评价抽动障碍患者的症状严重程度，临床上往往会使用抽动严重程度评定量表进行分析和评估。

常用的评定量表有很多种，比较公认和使用率比较高的是耶鲁综合抽动严重程度量表（Yale Global Tic Severity Scale，YGTSS）。不同量表的评估者不同，有的可以由患者完成，有的可以由家长、教师或医生来完成。评定结果不仅可以帮助医生更加准确地判断患者病情，还可以在治疗前后进行对比，判断治疗效果。

（符娜）

抽动障碍患儿的
性格特点是什么

性格，是指一个人对客观现实的稳定态度，和与之相适应的习惯化行为方式。性格的形成，会受到遗传因素、生长发育因素以及社会环境因素等的影响。

抽动障碍患者的个性特征往往偏于内向型。与外向型性格相比，内向型性格的人与周围人和环境的交流较少，内心的压力不容易得到宣泄，更容易产生心理压力，这些积累的压力可能转化为抽动症状，或者转化为强迫症状等行为和情绪问题。

抽动障碍患儿由于长期不被理解、常常被人批评甚至受到歧视，容易产生自卑心理。他们内心有着想要纠正自身问题的强烈愿望，但又害怕与人接触，不敢向人倾诉，长此以往又会进一步促进内向型性格的形成，这就使得部分抽动障碍患儿更加孤僻、不合群。

抽动障碍患儿的性格还常常具有敏感、谨慎、胆小、乖巧、体贴等特点，非常在意其他人对自己的评价，渴望得到温暖和安慰，情绪不稳定、波动大，容易感到不安，对批评和挫折的反应有时会比较强烈。

此外，抽动障碍患儿往往对外界的适应能力较差，有时做事不顾危险，整体行为显得比较单纯和幼稚。

与其他孩子相比，抽动障碍患儿需要我们更多的关爱、理解和支持。应尽量避免对这些孩子进行过度指责和批评，因为这样做可能会令患儿产生挫败感，内心更加不安和压抑，诱导他们形成更加胆小和孤僻的性格，从而导致更多的心理问题和社会问题。

（符娜）

抽动障碍患儿的
家庭特点如何

抽动障碍的发生与社会和家庭环境有关。家庭环境会影响抽动障碍患儿的症状严重程度、发展和转归。

将抽动障碍患儿家庭与普通家庭进行对照研究，结果显示抽动障碍患儿所在的家庭环境更容易存在各种矛盾和问题。

部分抽动障碍患儿家庭中可能存在关系冷淡、亲密度低、缺少情感交流；家庭关系不和谐，家庭成员间矛盾较多，经常发生冲突；家庭集体活动少，娱乐活动少等情况。这样容易使家庭环境显得冷漠、缺乏温暖，让孩子感到孤独和无助。

另外，部分抽动障碍患儿的家庭中发生过一些不良事件，这些事件可能对患儿产生一定影响，如父母离异、亲人离世、虐待或家暴、更换照看人等，这些不良事件会给孩子带来精神上的压力，容易导致孩子心理压抑、产生负面情绪。

调查研究发现，很多抽动障碍患儿的家庭存在教养问题，比较常见的是对孩子管教过严、要求过高，家长对孩子比较苛刻、期望值很高。有些时候，这种要求已经超过了孩子的实际水平和承受能力。在达不到要求时，家长经常批评孩子、否定孩子身上的优点，甚至进行打骂。家长总是喜欢去干涉孩子自己的决定和安排，拒绝孩子提出的合理要求。

在这样的家庭环境中，孩子所承受的压力很大，常常会感到紧张、压抑、恐惧和无助，逐渐变得胆小，战战兢兢不敢向前，害怕犯错，情绪紧张敏感，不能放松。孩子的内心其实非常渴望被理解，但却得不到温暖。当内心的需求总是得不到满足时，就会产生自卑感和对自我价值的否定。长此以往，孩子内心的压力可能会以抽动的形式发泄出来，还可能出现强迫、对立违抗等心理和行为问题。

家长应该适当调整对孩子的要求，批评指责要适度，多与孩子沟通交流，并鼓励孩子多参加文体活动，多交朋友，努力为孩子营造一个相对轻松的生活空间，使他们感受到生活的美好、家庭的温暖，引导他们将内心的压力以积极正确的方式释放出来。

（符娜）

抽动障碍患儿家长
有哪些心理特点

抽动障碍不仅给患儿自身，同时也给家庭带来了一定程度的影响。

相关问卷调查研究显示，抽动障碍患儿家长存在焦虑抑郁状态的比例高于普通人群。这种焦虑抑郁状态的严重程度，与患儿抽动障碍和共病的严重程度，以及家长的受教育程度、家庭收入等因素相关。

医生有时会遇到这样的情况：患儿本身抽动程度比较轻，自己没什么感觉，但是家长却无法忍受，并因此而感到非常烦恼和焦虑，甚至主动要求医生给患儿加用药物治疗。

当抽动症状较轻时，患儿自己常常不易察觉，而家长作为观察者，反而感受比较深。这既体现了家长对患儿的关注，同时也反映出部分抽动障碍患儿家长本身内心就比较敏感，容易产生焦虑情绪，而且这部分家长对孩子的期待值往往比较高。

当患儿患有共病时，家长的焦虑情绪会更加严重，如当患儿同时患有注意缺陷多动障碍时，可能会出现注意力不集中、做作业拖拉、经常丢三落四、学习成绩不理想等情况。当患儿伴有其他行为问题，如学习困难、冲动易怒、逃避现实、社交困难，或者出现反社会行为时，家长就会承受更大的心理压力，此时可能产生抑郁情绪，甚至达到需要治疗的程度。

调查研究发现，抽动障碍患儿家长也可能患有抽动障碍或强迫症，比例要高于普通人群。这说明遗传因素在抽动障碍的发生中起到一定作用。当某位家庭成员存在强迫症时，更容易促使患儿产生抽动症状。

孩子发生抽动障碍有可能与家庭背景和家庭环境有一定关系。如果家长在家庭中能够注意调整自己的情绪，适当降低对于孩子的要求和期望，减少针对孩子的否定和批评，给孩子更多积极的影响和鼓励，营造让自己和孩子都感到轻松的家庭环境，可能会收到意想不到的结果。

（符娜）

儿童和成人抽动障碍患者的
表现有什么区别

　　抽动障碍多在儿童期起病，但有一些可以延续到成年，也有部分是成年期才起病的迟发性抽动障碍。抽动障碍有一定的遗传倾向，所以可能出现抽动障碍患儿家长也患有抽动障碍，或者在一个家族中有多个人患有抽动障碍，甚至几代人都患有抽动障碍的情况。

　　家长和孩子有可能同时患有抽动障碍，但他们的症状表现和严重程度却可以完全不同。

　　通常，成人患者的抽动强度和频繁程度比较低，不会影响正常的学习、工作、社会交往等社会功能。在经历了儿童阶段的抽动症状高峰期后，延续到成年期的抽动障碍大多只残留轻微的抽动症状。

患有抽动障碍的成人可能会在抽动发生前先出现一些躯体不适感，称为先兆冲动或感觉抽动。相比儿童患者，成年患者更容易伴发强迫症、焦虑障碍、抑郁障碍等共病。当自己和孩子同时患有抽动障碍时，往往会使这些家长呈现出比其他父母更多的忧虑和担心。

　　此外，成人患者还容易合并睡眠障碍，如睡眠不安、失眠、梦魇，以及偏头痛等。

　　当孩子和家长同时患有抽动障碍时，需要彼此之间加强理解和沟通，建立良好的家庭关系，营造积极健康的家庭氛围，使每个家庭成员都能从中感受到温暖，消除内心的忧虑和病耻感，共同努力，战胜疾病。

（符娜）

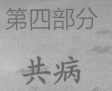

第四部分

共病

什么是
共病

共病，又称同病或合病，是由美国耶鲁大学临床流行病学专家费恩斯坦首次提出并定义的，指原发病之外同时存在的另一种疾病。共病之间仅同时存在，无因果关联，但可以存在生物学或心理学方面的联系。临床流行病学研究显示，某种疾病的共病可以改变这种疾病的基本临床特征，如生存年限、预后及致死率，故应予以重视。近年来，除精神疾病共患其他精神、情绪障碍外，慢性疾病亦常共患精神、情绪障碍。

（崔永华）

所有抽动障碍
都伴有共病吗

　　并不是所有的抽动障碍都会伴有共病。短暂性抽动障碍出现伴发症状及疾病的情况非常少见。图雷特综合征及慢性运动或发声抽动障碍则容易产生伴随症状。研究表明，85%～88%的图雷特综合征患者会伴有至少一种精神障碍，只有12%～15%的图雷特综合征患者是单纯的抽动障碍。

　　与抽动症状相比，共病对患者生活质量的负面影响更大。同样，抽动障碍患者的父母也报告说，与抽动无关的症状比抽动本身更容易带来困扰。牢记这些共病及其不良后果很重要，同时有必要对患者的共病进行反复评估。

（崔永华）

抽动障碍的
常见共病有哪些

　　抽动障碍容易共患其他疾病，主要为精神疾病。以图雷特综合征为例，研究表明，图雷特综合征经常与其他精神疾病共存，如注意缺陷多动障碍、强迫症、孤独症谱系障碍、抑郁障碍、焦虑障碍、睡眠障碍、偏头痛、癫痫等。

　　85%～88% 的图雷特综合征患者至少共患一种精神疾病，通常出现在 4～10 岁。比较常见的共病是注意缺陷多动障碍和强迫症，其他的共病（如抑郁障碍、焦虑障碍、睡眠障碍、偏头痛）约占 30%。其中一些可能是图雷特综合征的一部分（或受到共同的病因影响），而另一些可能并不直接与图雷特综合征相关。

（崔永华）

如何识别
抽动障碍共患注意缺陷多动障碍

研究表明，50% ~ 60% 的图雷特综合征患者会共患注意缺陷多动障碍。

如下 4 项识别要点，如果抽动障碍患者全部符合，则需要考虑可能共患了注意缺陷多动障碍。

1. 具备如下核心症状的两项或三项。

☑ **注意障碍** 持续的注意障碍，患者不能较长时间保持注意。随着年龄增长，人的注意保持时间会逐渐延长，故应该结合年龄和发展水平确定患者是否存在注意障碍。注意力容易受到兴趣动机的影响，在询问病史时应注意了解相关情况。常见的注意障碍相关症状包括上课不专心听讲、做作业容易分心、与他人对话时心不在焉、没有耐心做需要持续保持专注的事情、做事马虎、容易粗心出错、组织管理能力不足、经常丢三落四等。

☑ **过度活动**　表现为上课时坐不住、离开座位、做小动作、课间追跑打闹、不能安静、大声喧哗，整个人像装了马达一样活动不停。

☑ **冲动**　表现为喜欢插话、不能等待、常常破坏游戏规则等。

注意缺陷多动障碍的症状因年龄不同而表现出巨大差异，幼儿期主要表现为大运动增多，如奔跑、攀爬；学龄期大运动有所减少，青春期常只有坐立不安的主观感受。上述症状通常起病于学龄前期，也有一些患者早期功能代偿，至学龄期才被发现。

2. 上述症状持续 6 个月以上。

3. 在 12 岁以前就已存在上述症状，且症状在两个以上场合出现。

4. 上述症状已经干扰了患者正常的生活、学习、工作和社交功能，且不能用其他精神障碍来解释。

（崔永华）

如何识别
抽动障碍共患强迫症

　　图雷特综合征患者强迫症的终身患病率为 30% ~ 50%，而成人强迫症的一般患病率为 1% ~ 3%。图雷特综合征患者的强迫症症状通常在抽动症状发生后几年内开始。由于图雷特综合征和强迫症可以在家庭中成簇发生，因此有学者提出了一种共享的遗传结构。但也有学者提出，与单独的强迫症相比，图雷特综合征和强迫症的潜在遗传易感性可能不同。

　　如下 3 项识别要点，如果抽动障碍患者全部符合，则需要考虑可能共患强迫症。

　　1. 患者可以表现为强迫思维、强迫动作、强迫意向和强迫情绪。强迫症是一种以强迫思维和 / 或强迫动作为主要特征的精神障碍。症状形形色色，涉及多个心理学领域，如感觉、知觉、情感、社会关系和多种动作行为，症状的异质性很强。多数患者明知其强迫行为没有必要，但又难以自控。

　　☑ **强迫思维** 是指反复出现、持续存在、不恰当地闯入头脑中的一些想法、表象和冲动。常见的强迫思维包括怕脏、怕给自己和他人带来伤害，要求对称、精确、有序，对宗教或道德的过度关注等。

☑ **强迫动作**　是指患者感到不得不反复进行的动作或精神活动，这是为了阻止、抵消和控制强迫思维所带来的不适感和焦虑而出现的一些仪式性的反复行为动作。常见的强迫动作包括清洁（如洗手或洗澡）、计数、重复检查、祈祷、触摸等。

☑ **强迫意向**　是指在某种场合下，患者出现一种明知与自己心愿相违背的冲动，却不能控制这种意向的出现，为此苦恼不堪。

☑ **强迫情绪**　对自己情绪会失去控制的不必要的担心和恐惧，如害怕自己会发疯、会作出违反法律或道德的事。

2. 上述情况给患者带来明显的痛苦、烦恼感受，每天累计 1 小时以上或明显干扰了患者的正常生活。

3. 上述情况并非由某种药物或躯体疾病所致，无法用其他精神障碍的症状进行解释。

（崔永华）

如何识别
抽动障碍共患特定学习障碍

　　人们普遍认为，抽动障碍不会影响智力，大多数抽动障碍患儿的智力处于正常水平。有研究报道，22.7% ～ 51.0% 的图雷特综合征患者共患特定学习障碍。特定学习障碍指的是一组异质障碍，表现为在获得和使用听、说、读、写、推理或数学能力方面存在重大困难。这些疾病是个体固有的，推测是由于中枢神经系统功能障碍所致。在对抽动障碍患者进行评估时，学习障碍应该始终是需要考虑的因素。注意缺陷多动障碍可能是特定学习障碍诊断中的重要合并症，也可能是潜在的混杂因素。

　　如下 3 项识别要点，如果抽动障碍患者全部符合，则需要考虑可能共患了特定学习障碍。

1. 存在某种学习技能障碍的证据，包括阅读准确性或理解障碍，文字符号、思维内容的书写表达障碍，数学概念符号使用、基本运算、推理能力障碍等病史和证据；标准化的学习技能/成就测验评分明显低于相应年龄和年级儿童的正常水平，或相应智力的期望水平，至少达 2 个标准差以上。

2. 学习障碍在学龄早期发生并持续存在，有持续存在的阅读、书写表达、计算困难史，且严重影响与学习技能有关的学习成绩或日常生活。

3. 不是由于缺乏受教育机会、其他精神疾病或神经症性障碍以及视力、听力或智力障碍所致。

（崔永华）

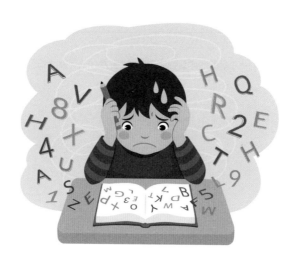

如何识别
抽动障碍共患睡眠障碍

有研究报道，9.7% ～ 80.4% 的图雷特综合征患者出现睡眠障碍。即使在调整了睡眠障碍的潜在混杂因素后，如肥胖、哮喘、过敏性鼻炎、焦虑和抑郁，图雷特综合征仍被发现会独立增加睡眠障碍的风险。最常见的表现为失眠、白天过度嗜睡、梦游、梦话、梦惊和遗尿、睡眠期间持续抽动以及睡眠期间周期性肢体运动。以下将以最为常见的失眠为例讲述识别要点。

失眠是指尽管有适宜的睡眠机会和环境，依然对于睡眠时间和 / 或睡眠质量感到不满足，并引起相关的日间功能损害的一种主观体验，可单独诊断，也可与精神障碍、躯体疾病或物质滥用共病。

失眠的临床表现主要为睡眠起始障碍和睡眠维持障碍，两种症状可以单独出现，但以同时存在更为常见。睡眠起始障碍表现为入睡困难；睡眠维持障碍包括夜间觉醒后再次入睡困难和早醒。睡眠质量差和无法恢复精力通常与睡眠起始障碍、睡眠维持障碍并存。

识别要点如下。

1. 存在入睡困难、睡眠维持障碍或早醒症状。

2. 日间疲劳、嗜睡，社会功能受到影响。

3. 上述症状每周至少出现 3 次，持续至少 3 个月。

如果病程小于 3 个月，可称为短期睡眠障碍。

（崔永华）

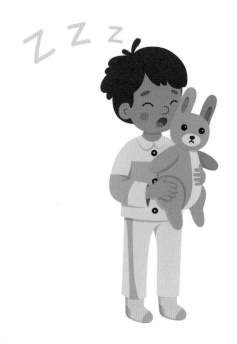

如何识别
抽动障碍共患焦虑障碍

有研究报道，19% ～ 80% 的图雷特综合征患者会出现焦虑。焦虑障碍的高危年龄期从 4 岁左右开始。

焦虑障碍是一组以焦虑、恐惧为主要临床特征的疾病，该组疾病主要包括童年分离焦虑障碍、童年特定恐惧性焦虑障碍、童年社交焦虑障碍。

焦虑是对未来将要发生事情的担心，适度的焦虑对于人体是有利的，但是过度焦虑则是有害的。焦虑症状有三个方面的表现：①主观的焦虑感，表现为烦躁不安、注意力难以集中、担心会发生不好的事情等；②有生理方面的反应，包括心动过速、呼吸加快、脸红、恶心、出汗、眩晕等；③在行为方面出现回避、烦躁、坐立不安等表现，不同年龄段的儿童及青少年对于焦虑的表达方式不同。年龄小的儿童多表现为哭闹、难以安抚和照料；学龄前儿童常表现为胆小害怕、回避、黏父母、哭泣、夜眠差等；学龄儿童则表现为抱怨多、担心明显，有时能说出明确的担心内容，不愿上学，与同学交往减少；更大的儿童及青少年可能对于社交敏感，与人交往时过度关注自己的行为，行为退缩，回避与人交往。

焦虑障碍的识别要点如下。

☑ **童年分离焦虑障碍**　儿童对与依恋对象（通常是父母或其他家庭成员）离别时产生的过度焦虑，表现为：①对依恋对象及自己发生不良事件（如受到伤害、被绑架等）不现实、持久的忧虑与担心；②不愿意与依恋对象分离，因为不愿意分离而不愿上学、不愿独处；③经常做与分离有关的噩梦，与依恋对象分离时表现出躯体不适及过分焦虑等。这种焦虑障碍发生于童年早期（起病于6岁前），应排除儿童广泛性焦虑障碍、品行障碍、精神病性障碍或使用精神活性物质障碍等相关诊断，病程至少4周。

☑ **童年特定恐惧性焦虑障碍**　临床特征为过分害怕特定物体或特定情境，并出现回避行为。主要表现为与发育阶段相适应的持久或反复的害怕（恐怖），但程度异常，伴有明显的社交损害；不符合童年广泛性焦虑障碍的诊断标准，也并非更广泛的情绪、品行或人格紊乱，或者广泛性发育障碍、精神病性障碍或使用精神活性物质障碍的组成部分；病程至少4周。

☑ **童年社交焦虑障碍**　在与陌生人（包括同龄人）的社交场合存在过度、持久的焦虑，表现为显著的不适与痛苦，有社交回避行为；对于自己的行为是否恰当过分关注，有强烈的自我意识；与家人及熟人社交无明显异常；程度的异常、时间的延续及伴发的损害必须表现在 6 岁以前；不符合广泛性焦虑障碍，也并非更广泛的情绪、品行或人格紊乱，或者广泛性发育障碍、精神病性障碍或使用精神活性物质障碍的组成部分；病程至少 4 周。

（崔永华）

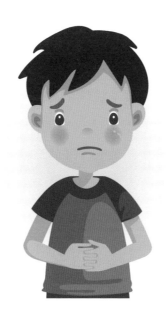

如何识别
抽动障碍共患抑郁障碍

有研究报道，13%～76%的图雷特综合征患者会出现抑郁障碍。抑郁障碍的高危年龄期从7岁左右开始。共病抑郁障碍与抽动严重程度呈正相关。患有抑郁障碍的图雷特综合征患者通常有阳性的抑郁障碍家族史。大约10%的青少年抽动障碍患者有过自杀念头和企图，其中10%发生在愤怒和沮丧的背景下。

儿童抑郁障碍的临床症状以情绪低落、兴趣匮乏或减退为主，但易激惹、行为冲动、学习能力减退等在未成年人群中十分常见。

☑ **情绪症状** 情绪低落、不开心、不愉快、过分悲伤、哭泣、自我评价过低、自责，认为自己笨、傻、无用，对什么事情都没有兴趣，甚至感觉活着没意思。部分儿童表现为情绪激惹、好发脾气、冲动、出现自残或自杀行为。

☑ **思维和行为异常** 思维迟缓、感到不会思考问题、大脑中一片空白、记忆力下降；注意力不集中，讲话音量低、语速慢，言语活动明显减少，退缩、孤僻、拒绝与人交流，有时出现对抗、逆反或冲动行为。

☑ **躯体症状** 常有各种躯体不适，如头晕、头痛、疲劳无力、气短、胸闷、恶心、呕吐、食欲缺乏、体重下降、倦怠、睡眠质量差、多梦、易早醒，早上醒后就发愁，感到度日如年。

如果考虑是抑郁障碍，还要满足以下条件：上述症状引起具有临床意义的痛苦，或导致社交、工作或其他重要功能损害；不能归因于某种物质的效应或其他躯体疾病。

儿童抑郁障碍的识别率低、诊断难度大，应参照成人抑郁障碍诊断标准并结合不同时期儿童的特点予以诊断。国外总结了五项研究发现，3～5岁学龄前儿童主要表现为对游戏失去兴趣，在游戏中不断有自卑、自残和自杀表现。6～8岁儿童主要表现为躯体化症状，如腹部疼痛、头痛、不舒服等；其他还包括痛哭流涕、大声喊叫及无法解释的激惹和冲动。9～12岁儿童主要表现为空虚无聊、自信心低下、自罪自责、无助无望、离家出走、恐惧死亡。12～18岁青少年更多表现为冲动、易激惹、行为改变、鲁莽不计后果、学习成绩下降、食欲改变和拒绝上学。

在临床上抑郁障碍分为多种类型，每种类型的抑郁障碍均有不同的诊断标准。

（崔永华）

如何识别
抽动障碍共患对立违抗性障碍

据报道，11% ~ 54% 的图雷特综合征患者出现对立违抗性障碍。由于社会污名，抽动障碍患儿更容易受到欺凌，出现社交困难，在学校或工作场所表现出的社交困难常导致歧视，而歧视可能会降低他们的自尊心。

对立违抗性障碍是儿童期常见的心理行为障碍，主要表现为与发育水平不相符合的、明显的对权威的消极抵抗、挑衅、不服从和敌意等行为特征。

对立违抗性障碍患者在童年早期其主要抚养人就会经常抱怨患者难带、不好哄，特别容易出现不听话、烦躁不安、脾气大等表现。学龄前儿童往往在稍不如意时就出现强烈的愤怒情绪和不服从行为。学龄儿童还常以故意的、不服从的、令人厌烦的行为频繁地表达对父母、兄弟姐妹及老师的反抗和挑衅，并常对他人怀恨在心，经常为了逃避批评和惩罚而把因自己的错误造成的不良后果归咎于他人，甚至责备他人、过分强调客观理由。

识别要点如下。

1. 存在持续的愤怒 / 易激惹的心境、好争论 / 违抗的行为或怨恨的行为模式至少持续 6 个月。

2. 上述行为的频率和强度与个体的发展水平不吻合，小于 5 岁的儿童上述行为在大部分时间发生；5 岁及以上的儿童每周至少出现 1 次。

3. 上述行为干扰了周围情境，给自己或他人带来痛苦，或者给自身的社交、教育等社会功能带来负面影响。

4. 上述行为不是由物质依赖、心境障碍、抑郁障碍或双相情感障碍等疾病所致，同时要与注意缺陷多动障碍、品行障碍以及正常的青春期 逆反心理等鉴别。

（崔永华）

如何识别
抽动障碍共患间歇性暴发性障碍

研究发现，25% ～ 70% 的图雷特综合征患者出现破坏性行为和暴怒。愤怒症状似乎与其他合并症（如注意缺陷多动障碍、强迫症和抑郁障碍）的存在密切相关，而不是与抽动障碍的严重程度相关，常见表现为间歇性暴发性障碍。

间歇性暴发性障碍的主要特点是反复发作、失去控制的攻击行为，造成人身攻击和财产破坏，往往可因微不足道的心理社会应激因素而导致强烈的暴力行为。

间歇性暴发性障碍的识别要点如下。

1. 反复出现无法控制的攻击性冲动，表现为下列两项之一。

☑ 言语攻击（如发脾气、长篇批评性发言、口头争吵或打架）或对财产的攻击、对动物或他人的躯体性攻击，平均每周出现 2 次，持续 3 个月。行为并未导致财产损失或破坏，也并未导致动物或他人躯体受伤。

☑ 在 12 个月内有 3 次行为暴发，涉及财产的损坏或损毁，和 / 或导致动物、他人躯体受伤。

2. 反复暴发过程中所表达出的攻击性程度明显与被挑衅或任何诱发的心理社会应激源不成比例。

3. 反复的攻击性暴发是非预谋的（即攻击性暴发是冲动的和 / 或基于愤怒的），不是为了实现某些切实的目标（如金钱、权力、恐吓）。

4. 反复的攻击性暴发引起了个体显著的痛苦，或导致职业或人际关系的损害，或是与财务或法律方面的不良后果有关。

5. 实际年龄至少为 6 岁（或与之相当的发育水平）。

6. 反复的攻击性暴发不能用其他精神障碍和躯体疾病解释。

（崔永华）

如何识别
抽动障碍共患双相情感障碍

抽动障碍共患双相情感障碍的情况尚缺乏具体的流行病学调查数据。

双相情感障碍也称双相障碍，指临床上既有躁狂或轻躁狂发作，又有抑郁发作的一类心境障碍。典型表现为心境高涨、精力旺盛和活动增加（躁狂或轻躁狂）与心境低落、兴趣减少、精力降低、活动减少（抑郁）反复或交替发作，可伴有幻觉、妄想或畸张症等精神病性症状。

双相情感障碍的诊断主要依据临床现象学，确诊需要正确识别情感不稳定等核心症状，病程具有发作性、波动性等特征。双相情感障碍临床表现中的多形性与多变性易导致误诊或漏诊，近 70% 的双相情感障碍患者曾被误诊为其他精神障碍，如抑郁障碍、焦虑障碍、精神分裂症、人格障碍、物质使用障碍和注意缺陷多动障碍等。

《国际疾病分类》第11版（ICD-11）将双相情感障碍主要分为双相障碍Ⅰ型、双相障碍Ⅱ型和环性心境障碍。

☑ **双相障碍Ⅰ型的诊断要点**　至少符合1次躁狂发作或混合发作标准之要件。

☑ **双相障碍Ⅱ型的诊断要点**　①病程中至少出现1次轻躁狂发作和1次抑郁发作；②不符合躁狂或混合发作的诊断标准。

☑ **环性心境障碍的诊断要点**　①长期（≥2年）心境不稳定，表现为大量轻躁狂期和抑郁期；②轻躁狂期的严重程度或病程可能满足或不满足诊断要求，抑郁期的严重程度和病程不满足诊断要求；③从未出现稳定的缓解期（持续时间≥2个月）；④无躁狂发作或混合发作史。

（崔永华）

抽动障碍
与精神分裂症有关吗

儿童精神分裂症是指发生在儿童青少年时期（指 18 岁以下），以特征性思维歪曲、情感不协调、明显的感知障碍、行为异常为特征的精神病症。

有一些研究显示，抽动障碍和精神分裂症之间可能存在某种共同的神经生物学基础，如二者均可能存在多巴胺功能障碍的现象，但涉及的脑区和环路不同。目前仅有两例个案报道在精神分裂症症状期间发生了抽动症状，一例是青少年，一例是成人。目前尚不能明确抽动障碍与精神分裂症之间是否有关联，需要更深入的研究来验证。

（崔永华）

抽动障碍
与自伤行为有关吗

有研究报道，17% ～ 35% 的图雷特综合征患者有自伤行为。自伤行为的产生有两种可能的原因：①自伤行为可能是一种特殊的抽动形式，如咬舌、撞头、拍打自己等；②自伤行为是共病所致，如共患强迫症所致的强迫性自伤行为，共患抑郁症所致的非自杀性自伤行为。但自伤行为并不是抽动障碍的必然行为。

（崔永华）

抽动障碍
与攻击行为有关吗

据报道，23% ~ 40% 的图雷特综合征患者可能出现攻击行为。语言攻击是最普遍的攻击类型，大约在 70% 的抽动障碍患者中出现。攻击程度与抽动严重程度无关。并存的注意缺陷多动障碍和强迫症增加了抽动障碍患者攻击行为发生的可能性。在回归分析中，攻击行为的唯一显著预测因子是注意缺陷多动障碍的严重程度。抽动障碍儿童的攻击行为可能主要与共患注意缺陷多动障碍有关。

（崔永华）

抽动障碍
与破坏行为有关吗

出现破坏性行为的主要原因是共病，如共患注意缺陷多动障碍，可能出现冲动之下的破坏行为；共患强迫症，可能出现强迫性破坏行为；共患对立违抗性障碍，可能出现破坏行为；共患双相情感障碍，受躁狂症状的支配可能出现破坏行为。破坏行为并不是抽动障碍的必然行为。

（崔永华）

抽动障碍
与猥亵行为有关吗

抽动障碍患者有时会出现猥亵行为。猥亵行为的产生有两种可能的原因：①猥亵行为可能是一种特殊的抽动症状。②猥亵行为是共病所致，如共患强迫症，可能出现强迫性猥亵行为；共患对立违抗性障碍，可能出现猥亵行为；共患双相情感障碍，受躁狂症状支配可能出现猥亵行为。猥亵行为并不是抽动障碍的必然行为。

（崔永华）

抽动障碍
与癫痫有关吗

部分抽动障碍患者会共患癫痫，但二者是两种不同的疾病，不一定有因果关系。

关于抽动障碍与癫痫共病的研究报道较少，既往有研究报道二者共病率为 1.7% ～ 22.6%。

一项研究共有 116 名确诊为慢性运动或发声抽动障碍的患者参与，其中男性 83 名，女性 33 名，年龄为 3 ～ 15 岁。在研究的第一阶段患者进行了临床心理神经学检查、心理测试和视频脑电图监测，在研究的第二阶段评估治疗效果。结果发现，46.6% 的患者出现癫痫样活动，16.4% 的患者同时患有癫痫。抗癫痫药，特别是托吡酯和丙戊酸钠，对癫痫和抽动障碍都有效。

（崔永华）

抽动障碍
与头痛有关吗

　　头痛是图雷特综合征的常见症状。一项前瞻性问卷访谈研究表明，大约 55% 的患有图雷特综合征的儿童和青少年会出现头痛症状。据报道，17% ～ 27% 的图雷特综合征患者出现偏头痛，平均年龄为 11.9 岁。这种患病率高于一般学龄儿童（2% ～ 10%）和成人（10% ～ 13%）。紧张性头痛也常见于抽动障碍患者。访谈研究还报告说，28% 的患有图雷特综合征的儿童和青少年存在紧张性头痛，抽动障碍患者紧张性头痛的患病率是普通儿童青少年患病率的 5 倍以上。图雷特综合征中头痛的确切机制尚未阐明，但有学者提出偏头痛和紧张性头痛存在 5- 羟色胺代谢缺陷。

（崔永华）

抽动障碍
与孤独症谱系障碍有关吗

图雷特综合征和孤独症谱系障碍具有共同的临床特征和可能的重叠病因。二者是病因相关的神经发育障碍性疾病，发病年龄在 18 岁之前。据报道，在图雷特综合征患者中孤独症谱系障碍的发生率为 2.9% ～ 22.8%。另有研究表明，22% 的孤独症谱系障碍患者表现为运动抽动或发声抽动症状。

（崔永华）

抽动障碍
与智力发育障碍有关吗

智力是指人认识、理解客观事物并运用知识、经验等解决问题的能力，包括记忆、观察、想象、思考、判断等，包括以下能力：理解、判断、解决问题，抽象思维，表达意念以及语言和学习能力。

智力发育障碍是神经发育障碍性疾病中最常见的类型，1% ～ 3% 的人患有不同程度的智力发育障碍。智力发育障碍的特征是智力功能和社会适应行为受到限制，在 18 岁之前起病，可伴有抑郁障碍、焦虑障碍、孤独症谱系障碍、注意缺陷多动障碍和脑性瘫痪等。

多数抽动障碍患者的智力正常甚至高于平均水平。目前临床研究表明，图雷特综合征本身与认知缺陷无关，所以抽动障碍与智力发育障碍没有相关性。抽动障碍患者的认知功能变化主要与其共病有关。

（崔永华）

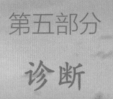

第五部分

诊断

如何诊断
抽动障碍

　　主要依据儿童抽动症状及伴随的精神行为表现进行抽动障碍的诊断。如果发现儿童出现不自主、反复、快速、无目的的单一或多部位运动抽动或发声抽动，需要考虑抽动障碍的可能性。医生主要依靠病史、体格检查（包括神经系统检查和精神检查）、与儿童及家长交谈、观察儿童抽动和一般行为表现并明确症状的主次、范围、规律以及发生的先后等进行诊断。

（韩颖）

抽动障碍的
诊断流程是什么

　　抽动障碍的诊断流程包括详细病史采集、体格检查和相关辅助检查等，诊断流程见后页图。具体的诊断流程如下。

　　☑ **病史收集**　包括运动抽动和/或发声抽动；伴发的精神症状；学习、生活及社交功能改变；抽动障碍家族史、个人史等。

　　☑ **临床检查与评估**　包括全身及神经系统检查、精神检查、观察与检查性交谈。

　　☑ **实验室和辅助检查**　包括常规检查、基于鉴别诊断的辅助检查、心理测验等。

　　☑ 根据抽动障碍的诊断标准，结合上述信息进行诊断，同时注意区别是原发性抽动障碍还是继发性抽动障碍。对于继发性抽动障碍，需要查找可能的病因。

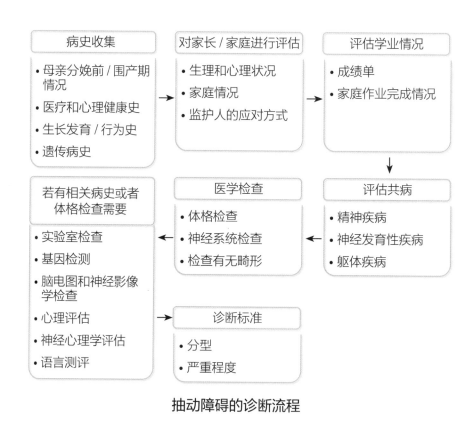

病史收集	对家长 / 家庭进行评估	评估学业情况
• 母亲分娩前 / 围产期情况 • 医疗和心理健康史 • 生长发育 / 行为史 • 遗传病史	• 生理和心理状况 • 家庭情况 • 监护人的应对方式	• 成绩单 • 家庭作业完成情况

若有相关病史或者体格检查需要	医学检查	评估共病
• 实验室检查 • 基因检测 • 脑电图和神经影像学检查 • 心理评估 • 神经心理学评估 • 语言测评	• 体格检查 • 神经系统检查 • 检查有无畸形	• 精神疾病 • 神经发育性疾病 • 躯体疾病

诊断标准
• 分型 • 严重程度

抽动障碍的诊断流程

（韩颖）

根据患者的临床症状就能诊断抽动障碍吗

抽动障碍的诊断属于症状诊断。出现前述抽动障碍的临床表现时，需要考虑抽动障碍的诊断。另外，诊断前需要排除肌张力障碍、风湿性舞蹈症、肝豆状核变性、癫痫、药源性抽动、心因性抽动及其他原因导致的抽动表现，同时需要注意进行共病的诊断。

（韩颖）

抽动障碍患者
神经系统查体有异常吗

多种神经系统疾病易与抽动障碍混淆，如注意缺陷多动障碍、肌张力障碍、风湿性舞蹈症、肝豆状核变性、癫痫、心因性抽动、其他锥体外系疾病等。多种器质性疾病也可引起抽动障碍，即继发性抽动障碍，应该注意排除。

另外，抽动障碍共病发生率高，诊断时应注意进行共病诊断，如注意缺陷多动障碍、特定学习障碍、强迫症、焦虑障碍、抑郁障碍、对立违抗性障碍、品行障碍、心境障碍、睡眠障碍、物质滥用。

体格检查包括全身体检、神经系统检查和精神检查，以及必要的辅助检查，这些检查是诊断本病必须进行的，检查的主要目的在于排除其他疾病。详细的神经系统检查是抽动障碍正确诊断的前提。对于单纯性抽动障碍患者，除了抽动障碍的表现外，神经系统检查往往没有阳性体征。

（韩颖）

视频脑电图监测
对抽动障碍的诊断有价值吗

部分神经系统疾病容易和抽动障碍混淆，如癫痫。视频脑电图监测主要用于癫痫的诊断、分类和病灶的定位。另外，视频脑电图监测对于区别脑部器质性疾病或功能性病变、弥漫性或局限性损伤、脑炎、中毒性和代谢性脑病等均有辅助诊断价值。

单纯性抽动障碍患儿的视频脑电图监测一般无特征性异常，少数患儿可有非特异性改变，如背景慢化或不对称等。视频脑电图监测可以辅助排除其他疾病，如眼睑肌阵挛性癫痫发作等，因此视频脑电图监测对于抽动障碍的诊断具有重要意义，但不能作为抽动障碍的诊断手段。

（韩颖）

颅脑 CT 和 MRI 检查对抽动障碍的诊断有价值吗

抽动障碍的神经影像学检查一般无特征性异常。少数患儿颅脑 CT 和 MRI 检查提示存在尾状核体积偏小、额叶及枕叶皮质稍薄、脑室轻度扩大、外侧裂加深等非特异性结构改变。

颅脑 CT 和 MRI 检查的价值主要在于排除基底神经节等部位的器质性病变，如肝豆状核变性及其他器质性锥体外系疾病，因此具有重要的鉴别诊断价值，但是不能作为抽动障碍的诊断手段。

（韩颖）

抽动障碍患者
需要做功能神经影像学检查吗

功能磁共振成像是比较常见的功能神经影像学检查，具有无电离辐射并能够多参数、多序列、多方位成像等优势，软组织分辨率高，并能够行磁共振水成像、血管造影、功能成像、波谱成像等，提供的诊断信息较为丰富。

抽动障碍患儿进行功能磁共振成像检查的目的在于排除其他疾病导致的抽动表现，以及对于脑功能和共病的评估。功能磁共振成像检查具有重要意义，但是不能作为抽动障碍的诊断手段。

（韩颖）

用于抽动障碍诊断的
常规实验室检查有哪些

目前缺乏特异性的实验室检查指标帮助诊断抽动障碍。抽动障碍患儿的常规实验室检查一般无特征性异常，因此不能作为诊断手段。但是对于由可疑病因导致抽动表现的患儿，需要做相关的辅助检查，如抗链球菌溶血素 O 试验（ASO）、铜蓝蛋白检查、血生化检查、甲状腺功能检查、甲状旁腺功能检查、血 / 尿代谢检查等。

（韩颖）

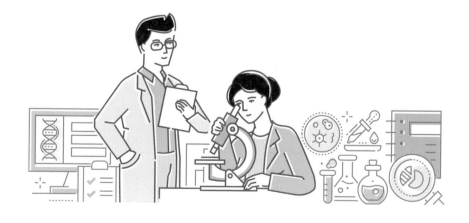

免疫功能检测
对抽动障碍的诊断有价值吗

临床上常用的免疫功能检测技术主要包括两种，其中一种是抗原抗体反应的相关检测，主要是免疫组化检测，另一种是免疫细胞检测。

☑ **免疫组化检测**　应用标记的特异性抗体，在组织细胞原位，通过抗原抗体反应和酶底物的显色反应对细胞中的抗原进行定位、定性的检测方法，比较常用。此外，还有免疫荧光、血凝抑制、放射免疫测定等技术，其中放射免疫测定技术常用于激素等微量物质的检测。

☑ **免疫细胞检测**　以细胞毒试验较为常用。细胞毒试验常用于肿瘤的免疫移植、排斥反应和病毒感染等方面的研究。流式细胞术（flow cytometry, FCM）可以进行细胞分选、细胞周期和细胞凋亡分析，主要根据临床医生的需要来选择相应的检查。

如果怀疑是由免疫功能异常引发抽动表现，则患者需要进行免疫功能检测。免疫功能检测可以排除免疫功能异常导致的抽动表现，对于抽动障碍的准确诊断和共病诊断具有重要意义，但是不能作为抽动障碍的诊断手段。

（韩颖）

抽动障碍患者
需要做遗传代谢筛查吗

遗传代谢筛查包括遗传筛查和代谢筛查两部分，主要包括如下内容。

☑ **血液学检查** 遗传代谢性疾病往往会出现某些物质的代谢障碍，导致这些物质在血液内浓度明显升高，如半乳糖血症患者血液中半乳糖水平明显升高。

☑ **尿液检查** 部分患者会出现尿液异常，如苯丙酮尿症。

☑ **基因检测** 遗传代谢性疾病患者往往存在基因缺陷，基因检测能够明确基因缺陷的部位。

☑ **染色体检测** 遗传代谢筛查可以鉴别患者的抽动表现是否为遗传代谢性疾病导致的继发性抽动表现。因此，如果怀疑抽动障碍患者的抽动表现和遗传代谢性疾病有关，就需要进行相关检测加以明确。

（韩颖）

用于诊断抽动障碍的
常用神经心理测验项目有哪些

常用神经心理测验项目对抽动障碍的严重程度和共病进行评估。

评估抽动障碍的严重程度可以使用耶鲁综合抽动严重程度量表（YGTSS）、Tourette严重程度量表（Tourette Syndrome Severity Scale，TSSS）等。

针对共病，可以选择对应的量表，如注意缺陷多动障碍可以选择SNAP-Ⅳ量表、注意缺陷多动障碍（Attention deficit and hyperactivity disorder，ADHD）症状量表、Conners行为量表（父母版和教师版）、Weiss功能缺陷量表；发育性学习障碍可以选择学习障碍筛查量表；强迫症可以选择耶鲁-布朗强迫量表（Yale-Brown Obsessive-Compulsive Scale，Y-BOCS）；焦虑障碍可以选择焦虑自评量表（Self-Rating Anxiety Scale，SAS）和汉密尔顿焦虑量表（Hamilton Anxiety Scale，HAMA）；抑郁障碍可以选择抑郁自评量表（Self-Rating Depression Scale，SDS）。

（韩颖）

如何用大体评定量表
来判断抽动障碍的严重程度

  大体评定量表可以帮助医生对患儿的信息进行收集。家长可以根据评估技师的指导，对抽动障碍患儿的抽动程度进行评估。如可使用 YGTSS，通过抽动的数量、频率、强度、复杂性、运动 / 发声抽动的干扰、整体损害水平等对患儿抽动障碍的严重程度进行判断，评分越高，程度越重。YGTSS 总分在25 分以下为轻度，总分 25 ～ 50 分为中度，总分大于 50 分为重度。家长在填写大体评定量表时应该尽量客观，必要时可以请学校老师和患儿的伙伴帮助提供信息。

（韩颖）

抽动障碍的
诊断标准有哪些

　　抽动障碍的诊断标准包括:《国际疾病分类》第11版（ICD-11）、美国《精神疾病诊断与统计手册》第5版（DSM-5）和《中国精神障碍分类方案与诊断标准》第3版（CCMD-3）。目前国内外多数学者倾向于采用 DSM-5 中的诊断标准，根据这些诊断标准，抽动障碍可以分为以下类型。

☑ **短暂性抽动障碍**　①一种或多种运动抽动和/或发声抽动；②自从首发抽动以来，抽动的病程不超过1年；③18岁以前起病；④抽动症状不是由某些药物（如可卡因）或内科疾病（如亨廷顿病或病毒性脑炎）所致；⑤不符合慢性运动或发声抽动障碍以及图雷特综合征的诊断标准。

☑ **慢性运动或发声抽动障碍** ①一种或多种运动抽动或发声抽动，但在病程中往往仅有一种抽动形式出现；②自从首发抽动以来，抽动的频率可以增多或减少，病程在1年以上；③18岁以前起病；④抽动症状不是由某些药物（如可卡因）或内科疾病（如亨廷顿病或病毒性脑炎）所致；⑤不符合图雷特综合征的诊断标准。

☑ **图雷特综合征** ①具有多种运动抽动及一种或多种发声抽动，但二者不一定同时出现；②自从首发抽动以来，抽动的频率可以增多或减少，病程在1年以上；③18岁以前起病；④抽动症状不是由某些药物（如可卡因）或内科疾病（如亨廷顿病或病毒性脑炎）所致。

（韩颖）

抽动障碍患者需要做铜蓝蛋白检查吗

　　如果发现患儿存在角膜色素环、铜代谢相关生化检查结果异常、肝损伤，临床出现肌张力障碍（肌张力障碍早期可以是局灶性、节段性的，逐渐发展为全身性，呈扭转痉挛状态，晚期常并发严重肢体挛缩，以口面肌张力障碍较为常见，表现为构音困难、吞咽困难和流涎等）、震颤（姿势性、动作性震颤，粗大不规则的震颤，或者振幅较小的细颤、静止性搓丸样震颤、扑翼样震颤等）、肢体僵硬和运动迟缓（如书写困难、写字过小、行走缓慢）、精神行为异常（如学习能力下降、人格改变、情绪波动、易激惹、偏执妄想、抑郁状态等），怀疑抽动表现与肝豆状核变性有关，则需要做铜蓝蛋白检查。

（韩颖）

抽动障碍患者需要做抗链球菌溶血素 O 试验吗

如果在抽动障碍出现之前有上呼吸道感染、咽喉炎等 A 族乙型溶血性链球菌感染史，患儿往往以全身性（也可以是一侧较重）表现为主，累及面部和肢体远端，表现为挤眉弄眼、噘嘴、吐舌、扮鬼脸，上肢各关节交替伸屈、内收，下肢步态颠簸；精神紧张时加重，睡眠时消失。患儿可能会以有意识的主动运动去掩盖不自主运动，不自主舞蹈样动作可干扰随意运动，导致步态笨拙、持物跌落、动作不稳、暴发性言语等。对于这部分患儿需要做抗链球菌溶血素 O 试验（抗 O 试验）。

（韩颖）

家长怀疑孩子
患有抽动障碍应该怎么办

如果家长发现孩子出现不自主地挤眉弄眼、耸鼻、耸肩、摇头、清嗓、甩脖子、踢腿等表现，怀疑孩子患有抽动障碍时，不要恐慌，可以利用手机等设备记录孩子的表现，通过视频或者日常观察描述，在门诊告知医生孩子的具体表现，方便医生对孩子信息的完整获取，以便对症状表现进行分析、评估和诊断。

家长需要寻找是否存在外在诱发原因，并将其消除，如过多接触电子产品、过多摄入辛辣食物和兴奋性食物、躯体不适、过敏、不良的家庭教育和生活管理方式、过度关注和提醒等。对于年龄较大的儿童，容易因病耻感而过度在意症状表现，产生紧张情绪，家长要注意对孩子进行情绪疏导，让孩子学会放松。

老师和同学的帮助对孩子来说也非常重要。家长可以和老师沟通，告知老师疾病的相关知识，请老师不要把孩子的表现当成坏毛病而进行指责，应该帮助孩子消除紧张情绪和恐惧感。老师要引导同学不嘲笑或歧视孩子，鼓励孩子大胆参与学校活动，减少社交退缩，帮助孩子正确处理与同学的关系，提高社会适应能力。如果抽动症状明显，影响孩子的学习成绩和日常生活，家长要及时带孩子到医院就诊。

（韩颖）

抽动障碍患者
需要做基因检测吗

基因检测可以了解自身是否携带家族性疾病的致病基因，预测疾病的风险；也可以用于疾病的诊断以及药物的选择。抽动障碍的遗传风险比较高，如果有抽动障碍家族史或者想明确患儿是否由遗传因素导致抽动，可以进行基因检测，以便明确可能的易感基因。基因检测不作为抽动障碍的必做检查。

（韩颖）

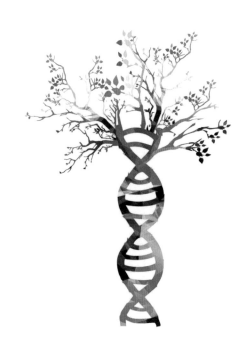

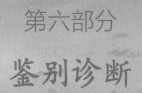

第六部分

鉴别诊断

为什么抽动障碍
容易被误诊

　　抽动障碍是一种起病于儿童青少年时期，以抽动为主要临床表现的神经发育障碍性疾病。主要表现为不自主、反复、快速、无目的的一个部位或多个部位肌肉运动抽动和 / 或发声抽动。抽动障碍包括运动抽动和发声抽动，形式多样而且复杂，临床缺乏特异性诊断指标，目前诊断主要依据抽动症状及共病的精神行为表现，结合病史、体格检查、辅助检查等，采用临床描述性诊断，因此抽动障碍的误诊率一直较高，如眨眼症状被误诊为结膜炎；清嗓、干咳症状被误诊为咽炎；部分肢体抽动被误诊为癫痫等。

抽动障碍容易被误诊的原因主要有以下几个方面：①部分医生对此病不熟悉以致被多种多样的症状所迷惑，如将咽喉肌抽动所致干咳误诊为慢性咽炎、气管炎；将眨眼、皱眉等抽动表现形式误诊为结膜炎；将鼻抽动误诊为慢性鼻炎等。②家长对此病不认同，很少有家长因患儿不停眨眼、耸肩而就诊于专科，大多是将其视为不良习惯而向医生求助。因其他疾病就诊，被医生发现而询问有关情况时，家长多数仍是不以为意的态度，医生将可能的情况告知家长后，很多家长依然持有不信任的态度，从而使确诊时间一再延误。③患儿对症状存在一定的抑制能力，临床中症状较轻的患儿会有意掩盖其抽动症状，导致家长及医生不易察觉。应该指出的是，家长对抽动障碍的态度，应该是既不轻视，也不惊慌失措。

本病病因复杂，临床表现不一，且症状反复交替发作，易与其他疾病混淆。为减少误诊，提高疗效，建议：①做好全社会，特别是家长、学校教师的科普教育工作，使其了解抽动障碍的相关知识，关心患儿的情绪问题，为患儿营造宽松的生活和学习环境；②建议家长带患儿到正规医院的专科就诊，以便获得科学的诊断和规范的治疗。

（高峰）

抽动障碍如何
与沙眼进行鉴别

抽动障碍的高发人群是儿童，据相关临床报道显示，以眼部抽动为首发症状的患儿比率高达 40% ～ 60%。对于首诊于眼科的抽动障碍患儿，由于受到多种原因制约，往往出现误诊、漏诊、延误诊断等现象。

首诊于眼科的抽动障碍患儿往往具有以下临床特征。

1. 患儿的病程比较短，短暂性抽动障碍所占比例较大。

2. 患儿的抽动症状主要以简单运动抽动为主，抽动形式主要表现为眨眼、皱眉、翻白眼等。

3. 患儿的抽动症状逐渐发展，从眼部抽动依次发展出歪脖、耸肩等抽动形式。

4. 患儿可能合并眼部器质性病变，如沙眼等，此时患儿可存在眼痒、眼痛、畏光、眼部分泌物增多、异物感等眼部不适症状。

沙眼是由沙眼衣原体感染引起的慢性结膜角膜炎症，具有传染性，眼科检查可见在睑结膜表面形成粗糙不平外观，形似沙粒。沙眼的发生多与环境卫生、生活条件及个人卫生习惯密切相关，近年来发病率已明显下降。本病起病缓慢，可表现为眼部摩擦感或畏光等，从而出现眨眼等刺激症状。沙眼患儿在检查时有上穹隆部或上眼睑结膜充血、血管模糊、乳头增生、滤泡形成，且对抗生素滴眼液治疗有效等特点，与抽动障碍鉴别相对比较容易。

当疑诊沙眼的患儿经过正规治疗 1 个月以上，仍有反复不自主眨眼，并且有其他抽动症状出现时，应该考虑抽动障碍的可能性。

（高峰）

抽动障碍如何
与结膜炎进行鉴别

眼部抽动往往是儿童抽动障碍的早期和主要临床表现，患儿就诊初期，由于往往只有眨眼等症状，抽动形式简单，临床症状容易被忽视，容易误诊为结膜炎，尤其是过敏性结膜炎。

过敏性结膜炎是由于接触变应原引起的结膜炎症性过敏反应，主要表现为眼痒、异物感、流泪、眼痛、反复眼红、打喷嚏、流涕等症状，其中以眼痒、异物感较为常见，而抽动障碍往往还会出现翻白眼、转眼、皱眉等症状。

从诱发因素来看，过敏性结膜炎常有明确的变应原接触史，如花粉、灰尘等，常出现在某个特定的环境、季节；抽动障碍的诱发因素可能是紧张、焦虑、疲劳、被人提醒、感染等。

过敏性结膜炎患儿眼科检查可见弥漫性结膜充血、水肿、乳头增生等表现，而且对局部抗过敏治疗有比较好的效果。如果患儿眨眼、眼痒等症状经过正规、足疗程的抗过敏治疗并无好转，伴有其他抽动症状，则应考虑抽动障碍的可能性。

（高峰）

抽动障碍如何
与咽炎进行鉴别

　　抽动障碍所表现出的发声抽动，如清嗓声、干咳声等，容易误诊为咽炎。咽炎是一种由细菌或病毒感染、环境刺激等引起的咽部黏膜、黏膜下和淋巴组织炎症的统称，可单独发生，也可合并其他上呼吸道炎症，包括急性咽炎和慢性咽炎。咽炎与抽动障碍患者均可出现清嗓、干咳、发声等症状，但两者间仍然有较明显的区别，如慢性咽炎患者会有咽部不适、疼痛、咳嗽有痰等症状，而抽动障碍患者除了发声抽动外，可能还有其他抽动症状，如眨眼、肢体动作等。

　　就鉴别诊断来说，首先，急性咽炎一般病程较短，常常伴随咽喉明显不适、多痰、咽红等症状，有时血常规可表现出病毒或细菌感染的改变。慢性咽炎虽然同抽动障碍一样会有较长的病程，但两者咽喉部症状仍然有明显区别。其次，抽动障碍往往是多种症状同时出现，如同时出现挤眉弄眼、异声怪叫等。最后，试探性治疗是区分两者的有效手段之一。在经过常规咽炎治疗之后如果症状并没有出现显著改善，就应当考虑患有抽动障碍的可能性。

（高峰）

抽动障碍如何
与咳嗽变异性哮喘进行鉴别

慢性咳嗽以咳嗽为主要或唯一表现，胸部 X 线检查无明显异常，时间超过 4 周，慢性咳嗽病因复杂，以咳嗽变异性哮喘为多。

咳嗽变异性哮喘，也称咳嗽型哮喘，过去曾被称为过敏性支气管炎或过敏性咳嗽，是以慢性咳嗽为主要或唯一临床表现的特殊类型哮喘。在哮喘发病的早期阶段，5% ～ 6% 的患者以持续性咳嗽为主要症状，咳嗽多发生在夜间或凌晨，常为刺激性咳嗽，此时往往被误诊为支气管炎。《全球哮喘防治倡议（GINA）》中明确咳嗽变异性哮喘是哮喘的一种形式，它的病理生理改变与哮喘一样，是持续气道炎症反应与气道高反应性。

抽动障碍临床表现复杂多样，发声抽动可表现为干咳声、清嗓声、吸鼻声、尖叫声、犬吠声等。

咳嗽变异性哮喘导致的慢性咳嗽与抽动障碍的发声抽动不仅有相似的症状，也同样有比较漫长的病程，但两者仍然有着明显区别。

1. 咳嗽虽然是咳嗽变异性哮喘患者主要的就诊症状，但往往伴有其他呼吸道症状，如痰多、鼻塞、流涕等；抽动障碍患者的抽动症状则具有复杂多变的特点，除咳嗽外，还可出现挤眉弄眼、耸肩扭头、异声怪叫等躯体和声音症状。

2. 试探性治疗可以作为鉴别诊断的有效手段，进行常规治疗后，通常慢性咳嗽可明显缓解，若咳嗽症状缓解不明显或出现挤眉弄眼、喉中怪声，甚至骂人毁物等症状，则要考虑罹患抽动障碍的可能性。

3. 咳嗽变异性哮喘患儿在实验室检查方面可能会有以下改变，如气道反应性增高，多为轻度至中度增高；肺功能损害介于正常人与典型哮喘患者之间；血清 IgE 水平增高、外周血嗜酸性粒细胞计数增多等。

4. 抽动障碍和咳嗽变异性哮喘在咳嗽的时间上有一定差异，咳嗽变异性哮喘引发的咳嗽往往多出现在运动后、夜间或晨起时，而抽动障碍引发的发声性咳嗽多出现在紧张、安静、看电子产品时。

（高峰）

抽动障碍如何
与颈椎病进行鉴别

　　颈椎病是一种以退行性病理改变为基础的疾患，主要由于颈椎长期劳损、骨质增生、椎间盘突出，韧带增厚，压迫颈部脊髓、神经或血管，出现一系列功能障碍的临床综合征。主要表现为颈肩痛、头晕、头痛、上肢麻木，严重者双下肢痉挛、行走困难。

　　颈部症状在抽动障碍患儿中比较常见，常常表现为颈部不适、扭脖子等，这种情况往往容易被误诊为颈椎病。

抽动障碍与颈椎病鉴别要点如下。

1. 出现二者的病变部位不同，抽动障碍的病变部位主要位于大脑，而颈椎病的病变部位则主要位于颈椎内，还可以影响到患者的上肢、肩部、背部以及头部。

2. 二者的病理变化不同，抽动障碍主要是由于患儿受到一些遗传性因素或者环境因素影响，继而出现神经发育障碍相关的异常症状，而颈椎病则是由于患者不正确或者是过度使用颈椎，继而造成其退行性改变，引发症状。

3. 二者的症状表现不同，抽动障碍在儿童及青少年中多见，在发作时往往会有头部、颈部、肩背部抽动，同时伴随吼叫或者秽语；颈椎病多见于成人，症状表现为颈部疼痛、僵硬、活动不利，可能伴有头部、上肢等部位的放射痛。

4. 颈椎病患者的 X 线片可能有以下改变，如曲度改变、异常活动度、骨赘、椎间隙变窄、椎间盘半脱位及椎间孔变小、项韧带钙化，而抽动障碍患者则不存在上述问题。

（高峰）

抽动障碍如何
与癫痫进行鉴别

　　抽动障碍患儿表现有运动抽动症状，应与癫痫患儿所表现出的部分性运动性发作或肌阵挛发作相鉴别。部分性运动性发作的形式多样，与脑运动皮质的刺激性病灶有关，表现为躯体某个部位抽动，如肢体、手、足、手指、足趾或面部某部分肌肉抽动，不伴有意识丧失。部分性运动性发作时脑电图表现为局灶性癫痫样放电，可以泛化为全脑异常放电。肌阵挛发作表现为某个肌肉或肌群突然快速有力收缩，有时似触电状，躯体前屈或后仰，双上肢屈曲或伸直，上肢抽动时手中物品可被甩出，站立时则表现为用力摔倒，坐位时发作可从座椅中弹出。肌阵挛发作引起的肢体动作范围可大可小，可以是单个发作，也可为连续发作。肌阵挛发作时脑电图为多棘慢波或棘－慢复合波，发作间期也有类似表现。

抽动障碍与癫痫的鉴别要点如下。

1. 抽动障碍有其发展规律，多从反复眨眼开始，呈波浪式进展，逐渐发展至颈、肩、四肢及全身，而癫痫在同一患儿身上发作形式比较固定，且抽搐发作次数远较抽动症为少。

2. 抽动障碍多伴有喉中异常发声，而癫痫则没有。

3. 抽动障碍的抽动症状能够受意志控制一段时间，而癫痫发作则是突发突止，无法用意志控制。

4. 抽动障碍可有脑电图异常，但多无特异性，没有癫痫样放电，而癫痫发作时脑电图表现为癫痫样放电。

5. 抽动障碍患儿的智力正常，部分肌阵挛发作癫痫患儿存在智力发育障碍。

6. 心理疏导、行为治疗、硫必利等药物治疗对于抽动障碍有效，部分抗癫痫药也能控制抽动障碍患儿的抽动症状，而癫痫只能用抗癫痫药治疗。

（高峰）

抽动障碍如何
与手足徐动症进行鉴别

　　手足徐动症表现出的以四肢远端为主的不自主运动以及面肌抽动等症状均需要与抽动障碍的抽动症状相鉴别。手足徐动症是由多种病因导致的纹状体变性，并非一种独立的疾病，可见于许多情况，如新生儿窒息、胆红素脑病、基底节大理石样变性、脑炎等。其中基底节大理石样变性是最常见的病因，因基底节，特别是壳核和尾状核神经细胞变性，髓鞘过度增生形成大理石样外观而得名。

　　特征性的手足徐动症动作常于出生后数月出现，首先表现为手指不断作出缓慢的、弯弯曲曲的奇形怪状的强烈运动，掌指关节过分伸展，手指扭转，可呈佛手样。主要特点为以四肢远端为主的缓慢、蠕动样联合的不自主运动，上肢重于下肢，这种动作是手足徐动症的特征性症状。患者还会表现为腕、掌指关节屈曲，指间关节伸直，拇指与肩内收，肘半屈；面肌受累时则表现为挤眉弄眼，扮怪相，尚可有左右扭头和不自主哭笑；舌肌和咽喉肌受累时则表现为反复吐舌、言语不清和吞咽困难。

手足徐动症患者的不自主动作在精神紧张时加重，安静时减轻，睡眠时消失，当肌痉挛时肌张力增高，肌松弛时肌张力转为正常。患者的感觉正常，智力可减退。该病一般呈慢性进展，病程较长，可长达数年至数十年，少数患者病情可长期停顿而不进展，重症患者常死于并发症。

抽动障碍与手足徐动症的鉴别要点如下。

1. 手足徐动症是脑部器质性病变所致，往往较早起病，症状会持续存在，而抽动障碍则是神经发育障碍性疾病，发病有一定的年龄特点，随年龄增长，大部分患者的症状会缓解。

2. 手足徐动症如果不治疗，症状不太会缓解，而抽动障碍的抽动症状呈波动性，即便不进行治疗，在一定时间内症状还是会好转。

3. 手足徐动症患者的神经影像学检查等辅助检查结果往往会有异常。

（高峰）

抽动障碍如何
与分离转换障碍进行鉴别

分离转换障碍又称癔症，是由精神因素，如生活事件、内心冲突、暗示或自我暗示作用于易病个体引起的精神障碍，主要表现为分离症状和转换症状两种。分离是指对过去经历与当今环境和自我身份的认知完全或部分不相符合；转换是指精神刺激引起情绪反应，接着出现躯体症状，一旦躯体症状出现，情绪反应便减退或消失，这时的躯体症状即为转换症状。确诊转换症状必须排除器质性病变。分离转换障碍的症状是功能性的，因此心理治疗在该病的治疗中占有重要地位。该病预后一般较好，60% ～ 80% 患者的症状可在 1 年内自行缓解。

分离转换障碍患者的转换症状中包括运动障碍，可表现为动作减少、增多或异常运动，运动障碍常于情绪激动或受到暗示时突然发生，抽搐大发作前常有明显的心理诱因，抽搐发作无规律，没有强直及阵挛期，常伴有奇特的肌张力紊乱、肌无力、舞蹈样动作等。分离转换障碍患者的这些躯体转换症状需要与抽动障碍进行鉴别。

抽动障碍与分离转换障碍的鉴别要点如下。

1. 详细询问病史，分离转换障碍患者多有一些精神诱发因素，如学校或家庭突发的对患者的精神刺激事件，而精神压力虽然可以加重抽动障碍患者的症状，但更多见于长期影响。

2. 分离转换障碍患者除了运动增多的症状外，还多见运动减少、无力等，多伴有双重和多重人格、精神病状态、情感暴发等分离症状。

3. 从病程上，分离转换障碍患者病程相对较短，而抽动障碍患者症状往往会反复，病程较长。

4. 治疗方面，分离转换障碍患者通过暗示治疗症状会得到改善，而抽动障碍患者则需要通过药物等综合治疗控制症状。

（高峰）

抽动障碍如何
与风湿性舞蹈症进行鉴别

　　风湿性舞蹈症是急性风湿热的中枢神经系统变异型，是人体感染链球菌后产生的抗 A 族乙型溶血性链球菌和自身蛋白产生交叉反应诱发的炎症性自身免疫反应。抽动障碍患者表现出的运动抽动症状容易与风湿性舞蹈症患者表现出的舞蹈样动作相混淆，且风湿性舞蹈症患者也可以出现皱眉、耸额、闭眼、缩颈及耸肩等动作，故两者需要加以鉴别。

　　风湿性舞蹈症多发生在 5 ～ 15 岁儿童，女性发病多于男性。起病多有精神行为异常，如感情波动（包括多动、不合时宜地发笑或暴发性抽泣）、进攻性冲动、注意力不集中等，继而出现舞蹈样动作，也可呈隐匿性起病。舞蹈样动作呈不自主、不规则的快速运动，四肢动作较多，以肢体远端为主，不会出现不自主发声或秽语，不能完成精细动作，常不能持物或不能解 / 系纽扣，可以出现肌张力降低和肌无力，从而导致特征性旋前征，即当患者举臂过头时，手掌旋前，当手臂前伸时，因患肢肌张力过低而呈腕屈、掌指关节过伸的姿势，此为风湿性舞蹈症的特征性手部姿势。20% ～ 60% 的患者合并风湿性心脏病、二尖瓣反流与主动脉瓣关闭不全，可合并皮下风湿性小结、结节性红斑等。

在实验室检查方面，咽拭子培养可得 A 族乙型溶血性链球菌。可见血白细胞升高，血沉增快，C 反应蛋白、抗链球菌溶血素 O 试验（ASO）结果升高，血清抗链激酶增加，血清黏蛋白增多。由于风湿性舞蹈症的发生多在链球菌感染后 2～3 个月，甚至可长达 6～8 个月，因此不少患者在发生舞蹈样动作时不再有链球菌感染的直接血清学证据。

风湿性舞蹈症对抗风湿治疗及激素治疗有明显疗效。病程一般为 1～3 个月，不超过半年，通常可自行缓解，有时可复发，发病后 2 年内约有 25% 的患者复发。

综上所述，风湿性舞蹈症患者不会不自主地发声或出现秽语，常伴有风湿热的其他表现，可合并风湿性心脏病；实验室检查可见链球菌感染证据，抗风湿治疗及激素治疗有效。除此之外，风湿性舞蹈症患者可有体温、血沉、C 反应蛋白及抗链球菌溶血素 O 试验等检查结果的变化，发病前存在链球菌感染；抽动障碍患者并不会出现这些症状，如未合并感染，则上述检查指标正常。

（高峰）

抽动障碍如何
与亨廷顿病进行鉴别

　　抽动障碍患者表现出的运动抽动症状需要与亨廷顿病患者表现出的舞蹈样动作相鉴别。亨廷顿病又称亨廷顿舞蹈症，是一种逐渐进展的常染色体显性遗传性神经退行性疾病，临床常表现为运动功能障碍、认知功能障碍及精神行为异常。青少年亨廷顿病的发病年龄＜20岁，特别是在10岁以前发病，舞蹈症样症状出现的可能性较小，而患者更可能表现出帕金森病的特征，如肌强直、运动迟缓、肌张力障碍、步态障碍等。

　　运动功能障碍是亨廷顿病患者最突出、最引人关注的表现，包括不随意运动障碍和随意运动障碍。早期不随意运动障碍患者仅表现为不能静坐、抽搐，然后逐渐进展为舞蹈样动作，最后出现肌强直等运动减少症状。患者常有舞蹈症家族史，表现为进行性舞蹈样动作，主要累及躯干及肢体近端，并逐渐出现手足徐动、强直及共济失调，部分表现为进行性智力低下或因构音困难而表现为口吃，一半以上的患者可有惊厥发作。颅脑CT或MRI检查因尾状核严重萎缩而显示脑室扩大，且侧脑室的形态呈特征性蝴蝶状。

目前，尚无阻止或延缓亨廷顿病发生、发展的方法，心理症状与神经症状是治疗的重点，同时需要进行必要的支持治疗。

抽动障碍与亨廷顿病的鉴别要点如下。

1. 亨廷顿病的发病年龄多在 25 ～ 40 岁，青少年发病少见，而抽动障碍多在 2 ～ 15 岁发病。

2. 亨廷顿病患者脑部影像学检查可见脑萎缩、脑代谢异常，而抽动障碍患者的脑部影像学检查通常无异常。

3. 亨廷顿病患者多有家族史，基因检测可明确诊断。

4. 亨廷顿病患者往往存在进行性认知功能倒退等脑功能障碍表现，而抽动障碍患者一般没有这方面的表现。

（高峰）

抽动障碍如何
与肝豆状核变性进行鉴别

肝豆状核变性是一种常染色体隐性遗传的铜代谢障碍性疾病，以铜代谢障碍引起的肝硬化、基底节损伤为主的脑退行性病变为特点，致病基因 ATP7B 位于染色体 13q14.3，编码一种由 1 411 个氨基酸组成的铜转运 P 型 ATP 酶。ATP7B 基因突变导致 ATP 酶功能减弱或消失，使血清铜蓝蛋白合成减少以及胆道排铜障碍，蓄积在体内的铜离子在肝、脑、肾、角膜等处沉积，引起进行性加重的肝硬化、锥体外系症状、精神症状、肾损伤及角膜色素环（K-F 环）等。

本病通常发生于儿童和青少年，少数成年期发病，发病年龄多在 5 ~ 35 岁，男性稍多于女性，病情缓慢发展，可有阶段性缓解或加重，亦有进展迅速者。10 岁以下起病者多以肝损伤为首发症状，10 岁以上起病者以神经系统损伤居多。少数患者以神经精神症状、肾损伤、急性溶血性贫血、骨关节畸形等为首发症状。神经精神症状可以是首发症状，但多在肝损伤症状出现数月或数年以后才出现。神经症状的主要表现是锥体外系症状，可见舞蹈样动作；常见肌张力不全改变，如头部或肢体姿势异常、步态异常、躯干扭转痉挛等；可有精细动作（吃饭、穿衣、写字）困难；常见帕金森病样症状，如动作缓慢、肢体僵硬、震颤、面无表情、构音不清等。在精神行为方面，患者有情绪不稳、易冲动、注意力不集中、思维缓慢、学习困难等表现。

抽动障碍与肝豆状核变性均有不自主肌群抽动和异常发声，两者的鉴别要点如下。

1. 肝豆状核变性常有肝损伤症状，可见黄疸、肝大、腹腔积液等肝病症状。

2. 肝豆状核变性患者颅脑 CT 或 MRI 检查可见基底神经节异常病变。

3. 肝豆状核变性患者实验室检查可见肝功能损害，测定血浆铜蓝蛋白、血铜、尿铜及裂隙灯检查角膜色素环，有特异性诊断价值。

当然，两者的治疗也不同，肝豆状核变性治疗的目的在于阻止铜盐蓄积和促进体内铜盐的排泄，可采用低铜饮食、促排铜药（如 D- 青霉胺和二巯丙醇）及抑制铜离子吸收药（如硫酸锌和葡萄糖酸锌）等措施，以维持铜代谢的负平衡。

（高峰）

抽动障碍如何
与迟发性运动障碍进行鉴别

迟发性运动障碍是一种持久的、刻板重复的、不自主的运动障碍，是由于长期服用较大剂量的抗精神病药引起的一组肌群不自主的节律性重复运动。发生率因药物种类、剂量、服药时间和个体差异而不同。口服普通抗精神病药，迟发性运动障碍的发生率为 20% ~ 40%；使用长效抗精神病药，迟发性运动障碍的发生率约为 50%。

抽动障碍患者的运动抽动症状容易与迟发性运动障碍患者表现出的不自主动作相混淆，两者需要加以鉴别。迟发性运动障碍主要见于应用抗精神病药期间或突然停药后，发病原因可能是抗精神病药拮抗了多巴胺受体，导致受体水平上调，出现对多巴胺过分敏感的现象，从而产生症状；还可能与 γ- 氨基丁酸功能减退、自由基的神经毒性作用、抗精神病药的神经毒性作用等因素有关。

迟发性运动障碍通常在长期抗精神病药治疗后表现为舌、唇、口和躯干异常的、不自主的缓慢不规则运动，或手足徐动症样运动。主要临床表现是某一肌群的不自主的节律性重复运动，常见：①口－舌－颊三联征；②肢体不自主地重复运动或抽动；③躯干肌运动不协调；④可累及身体任意肌群而表现为相应症状。这些不自主动作难以依靠患者的意志予以控制，在自主运动时会减轻或消失，在睡眠时消失。迟发性运动障碍的症状一旦出现，如不停药，症状往往持续不退。如果立即停药，约有半数患者的症状可望在1年内好转。若增加抗精神病药的剂量，则症状往往可被药物的镇静作用掩盖，但不一定会真正好转。迟发性运动障碍常有精神疾病史及长期服用抗精神病药物史，详细询问病史有助于鉴别诊断。

迟发性运动障碍重点在于预防，治疗效果一般说来不太理想。出现迟发性运动障碍症状后可考虑换用氯氮平，大约可以减轻 40% 的迟发性运动障碍症状，还可以试用普萘洛尔或氯硝西泮治疗。

（高峰）

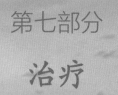

第七部分

治疗

如何治疗
抽动障碍

　　轻度抽动障碍，如果对生活、学习和社交活动无明显影响，可以不用药物治疗，心理疏导、避免诱因、合理的学习生活安排往往可以使抽动症状减轻甚至缓解。当抽动障碍对患者的生活、学习和社交活动带来影响时，可以在医生的指导下进行行为治疗或药物治疗。大多数患者单用一种抽动治疗药物即能使抽动障碍症状得到改善；如果初始药物治疗效果不佳或为难治性抽动障碍，可根据病情需要尝试新的药物治疗，或联合治疗，或采用其他非药物治疗方法。如果患者存在注意缺陷多动障碍、强迫症或其他心理行为问题，可以转诊到儿童精神 /心理科进行综合治疗。

（陈燕惠）

抽动障碍的
治疗原则是什么

抽动障碍患者在治疗前应该明确目前最需要治疗的症状（即靶症状）是什么。靶症状是指对患者日常生活、学习或社交活动影响最大的症状，其可能是抽动障碍本身的抽动症状，也可能是心理情绪问题或共病，如注意缺陷多动障碍、睡眠障碍、焦虑障碍、强迫症、癫痫、孤独症谱系障碍等。研究显示，85.7% 的图雷特综合征患者存在一种或多种共病。

对于许多患抽动障碍的儿童和青少年，如果他们的抽动障碍症状不影响日常生活或学校活动，可以仅予以医疗教育和心理支持，适当给予观察等待，并定期随访；中重度抽动障碍的治疗原则同样可以先尝试非药物干预。心理行为治疗效果不佳时可考虑进行药物治疗，行为治疗可以与药物治疗相结合。药物治疗应在医生的指导下进行。抽动障碍是一种慢性疾病，需要一定的疗程，在治疗期间需要定期随访，不宜自行更换药物或停药。对有共病的抽动障碍患者，需要评估共病对其生活质量的影响，并进行针对性的干预与治疗。

（陈燕惠）

早期治疗
抽动障碍重要吗

　　尽管轻度抽动障碍可能不会影响患者的日常生活或学校活动，不一定需要药物治疗，但抽动障碍作为一种神经发育障碍性疾病，对患者及家长来说依然会带来很大的心理困扰，并影响患者的学习、人际关系、工作、家庭及生活。因此，早期干预与治疗抽动障碍症状对减轻患者及家长的心理应激、改善患者及家的生活质量、避免共病发生都有十分重要的意义。《中国抽动障碍诊断和治疗专家共识》指出，医学教育和心理支持须贯穿在抽动障碍治疗干预的整个过程，包括鼓励家长和孩子一起面对抽动障碍的诊断，鼓励抽动障碍患者与同学和周围人自信地互动，提升其社会适应能力；指导家长和孩子一起仔细观察可能引起或加重抽动障碍症状的条件和因素，避免这些危险因素。鼓励家长更多地与老师沟通，帮助他们更好地了解孩子的病情，避免抽动障碍患者因意外或失控的动作而受到惩罚；可以适当减轻患者的学业负担，降低其压力水平。学校老师也可以帮助教育其他学生不要嘲笑和孤立抽动障碍患者。经专科医生评估需要进行药物治疗的抽动障碍患者，早期进行药物治疗不仅有助于症状改善，而且可以避免病情迁延不愈及共病的发生。

（陈燕惠）

抽动障碍的药物治疗分为哪几个阶段

抽动障碍的药物治疗分为 4 个阶段。

☑ **起始急性治疗期**　该阶段应积极控制症状，缩短病程；药物从最低起始剂量开始使用，逐渐缓慢加量（每 1～2 周增加 1 次剂量）至治疗剂量；该阶段治疗的时间和治疗剂量取决于个体对药物的反应，直到取得满意效果。

☑ **巩固治疗期**　在病情基本控制后，为巩固疗效，防止复发，促进患者社会功能恢复，建议继续维持治疗剂量至少 1～3 个月。

☑ **维持治疗期**　巩固治疗期后病情控制良好，为预防复发，维持良好的社会功能，提高患者的生活质量，仍建议维持治疗 6～12 个月，该阶段的维持剂量一般为治疗剂量的 1/2～2/3。

☑ **停药期**　经过维持治疗期后，若患者病情控制良好，可考虑逐渐减停药物，减量期至少 1～3 个月。

药物治疗应有一定的疗程、适宜的剂量，不宜过早换药或停药。总之，抽动障碍的药物治疗应循序渐进，分阶段进行，每一步都要仔细评估，整个疗程通常需要 1～2 年。

（陈燕惠）

抽动障碍的
治疗方式有哪些

抽动障碍的治疗方式包括药物治疗和非药物治疗。

☑ **药物治疗**　常用的治疗药物包括多巴胺受体调节剂（如阿立哌唑、硫必利、氟哌啶醇、舒必利、利培酮）、中枢性 α 受体激动剂（如可乐定透皮贴片）、选择性 5- 羟色胺再摄取抑制剂（如舍曲林、氟西汀、帕罗西汀、氟伏沙明），增强中枢性 γ- 氨基丁酸能作用或减少谷氨酸能作用的药物（如托吡酯、丙戊酸钠、氯硝西泮、硝西泮）、中药（目前国家药品监督管理局批准的治疗抽动障碍的中成药有菖麻熄风片、芍麻止痉颗粒、九味熄风颗粒三种）等。难治性抽动障碍治疗新药包括新型 D_1/D_5 受体拮抗剂（如依考匹泮）、囊泡单胺转运体抑制剂（如四苯喹嗪）、尼古丁类药物（如美卡拉明）、大麻类药物（如四氢大麻酚）、谷氨酸类药物（如利鲁唑）、非那雄胺等。

☑ **非药物治疗**　包括健康教育、心理支持、行为治疗和神经调控疗法等。

（陈燕惠）

何时开始
进行抽动障碍的药物治疗

《欧洲临床指南：图雷特综合征和其他抽动障碍》指出，对于存在与抽动障碍症状相关的严重损伤，尤其是存在以下情况时，可以考虑药物治疗：①抽动障碍症状损害了患者个人的生活质量，并且引起主观不适（如疼痛或受伤）；②抽动障碍症状导致持续存在的社交问题（如被孤立或受到欺凌）；③引发情感障碍（如焦虑、抑郁及自尊心受损）；④抽动障碍症状引起功能损害（如学习成绩受到影响）。

国内的专家共识及建议指出，对于会影响日常生活、学习或社交活动的中重度抽动障碍患者，单纯心理治疗或行为治疗效果不佳或无法接受心理行为治疗时，需要进行药物治疗。

常用于治疗抽动障碍的
药物有哪些

国内常用的治疗药物主要有以下几种。

☑ **一线治疗药物**　如阿立哌唑片、硫必利片、舒必利片、可乐定透皮贴片等。

☑ **二线治疗药物**　如氟哌啶醇片、利培酮片、托吡酯片。

（陈燕惠）

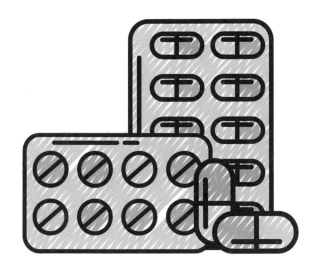

抽动障碍治疗药物的不良反应

抽动障碍的药物治疗应在专科医生的指导下，按照循序渐进的原则进行，整个疗程为1～2年，分阶段进行。医生会依据患者的性别、年龄、疾病的不同类型及是否患有共病等进行治疗药物的选择。

☑ **抽动障碍的一线治疗药物** 硫必利常见不良反应有嗜睡、胃肠道反应；阿立哌唑的常见不良反应有嗜睡、体重增加、胃肠道反应；可乐定透皮贴片的常见不良反应有局部红肿、嗜睡、口干。

☑ **抽动障碍的二线治疗药物** 氟哌啶醇的常见不良反应有嗜睡、锥体外系症状、食欲增加和肝损害；利培酮的常见不良反应有体重增加、锥体外系症状；托吡酯的常见不良反应有体重减轻、认知障碍、嗜睡、闭汗。

☑ **治疗抽动障碍的中成药** 包括菖麻熄风片、芍麻止痉颗粒、九味熄风颗粒，多无明显不良反应。

（陈燕惠）

部分抗癫痫药
为何能用于治疗抽动障碍

目前医学界普遍认为纹状体内多巴胺能神经元的过度活跃或多巴胺受体的超敏状态可以引发抽动障碍，许多抽动障碍的治疗药物就是通过纠正多巴胺能神经元功能紊乱来达到治疗目的的。但单一的多巴胺能神经元功能紊乱不能完全解释抽动障碍临床表现的异质性与复杂性，中枢神经系统神经递质 γ- 氨基丁酸、谷氨酸、5- 羟色胺等的紊乱也被证实与抽动障碍的发生相关。

研究显示，儿童和成人抽动障碍患者的中枢神经系统中 γ- 氨基丁酸、谷氨酸、5- 羟色胺等神经递质水平异常。部分抗癫痫药，如托吡酯、丙戊酸钠、氯硝西泮、硝西泮，因有调节相关中枢神经系统神经递质紊乱的作用，故也被用于抽动障碍的治疗。

（陈燕惠）

可乐定
治疗抽动障碍有效吗

可乐定是一种选择性肾上腺 α_2 受体激动剂，主要通过兴奋中枢肾上腺素 α_2 受体和刺激 γ- 氨基丁酸释放来间接影响中枢神经系统的多巴胺能神经元，从而改善患者抽动、多动、注意力缺陷等症状。

一项纳入 6 项随机、安慰剂对照试验的 Meta 分析结果显示，α_2 受体激动剂可乐定在治疗儿童慢性运动或发声抽动障碍方面有显著益处。《欧洲临床指南：图雷特综合征和其他抽动障碍》推荐 α_2 受体激动剂可乐定等可以作为伴注意缺陷多动障碍的轻度至中度抽动障碍的一线治疗药物。《加拿大抽动障碍治疗指南》推荐可乐定作为抽动障碍的一线治疗药物。

在 Conner 等人的双盲试验中，发现将可乐定用于注意缺陷多动障碍伴违拗行为或品行障碍的儿童，对改善注意缺陷多动障碍及其伴发的品行障碍有效。

一系列的临床研究、Meta 分析以及真实世界的研究结果均显示可乐定不仅能够显著降低图雷特综合征共患注意缺陷多动障碍患儿的抽动症状，也能有效地改善多动、注意力缺陷症状。《中国抽动障碍诊断和治疗专家共识》推荐将可乐定作为抽动障碍共患注意缺陷多动障碍的一线治疗药物。相比于口服药物，外用透皮贴片不良反应少、耐受性好。可乐定透皮贴片每周 1 贴，减少了服药次数，不良反应比口服用药更少。

（陈燕惠）

抽动障碍的中医药治疗情况

抽动障碍在中医上可以参考痉病来进行辨证论治，大致可分为肝亢风动证、痰热内扰证、气郁化火证、阴虚风动证、脾虚痰聚证和脾虚肝亢证六个证型。临床上可根据患者的个体差异和疾病不同阶段，分清正虚与邪实的轻重缓急加以治疗。

目前国家药品监督管理局批准治疗抽动障碍的中成药有菖麻熄风片、九味熄风颗粒、芍麻止痉颗粒三种，临床试验研究显示它们对儿童抽动障碍治疗有效且安全性好。随着国家相关部门及大众对中医药的重视，相信日后会有更多疗效理想、安全性好、针对不同类型抽动障碍适应证的中药或者中成药上市。

（陈燕惠　颜耀斌）

治疗抽动障碍的
常用中成药有哪些

☑ **菖麻熄风片** 可用于肝风内动挟痰证的轻中度抽动障碍患儿。4～6岁，每次1片，每日3次；7～11岁，每次2片，每日3次；12～14岁，每次3片，每日3次；疗程为4周。

☑ **九味熄风颗粒** 可用于肾阴亏损和肝风内动证的轻中度抽动障碍患儿。4～6岁，每次1袋，每日2次；7～9岁，每次1.5袋，每日2次；10～14岁，每次2袋，每日2次；疗程为6周。

☑ **芍麻止痉颗粒** 可用于肝亢风动证、痰热内扰证的慢性运动或发声抽动障碍及图雷特综合征患儿。5～12岁，每次5g（2袋），每日3次；13～18岁，每次7.5g（3袋），每日3次；疗程为8周。

（陈燕惠　颜耀斌）

针灸能治疗
抽动障碍吗

临床研究报道针灸对儿童抽动障碍有效，相关治疗穴位如下。

☑ **头部穴位** 如神庭、百会、本神、四神聪、印堂等，可以养心安神。

☑ **心经穴位** 如心经原穴，即神门穴，以及应用较多的通里穴，均有养心安神、发热作用。

☑ **肾经穴位** 位于下肢部位，如照海穴、太溪穴，是临床上应用较多的穴位。

☑ **肝经、胆经穴位** 根据舌苔、脉象辨证，部分患者在取肝经、胆经穴位的基础上还要配合太冲穴、丘墟穴等穴位，起到宁心安神，养心定志的作用。

（陈燕惠　颜耀斌）

推拿按摩
能治疗抽动障碍吗

　　推拿按摩可通过选择特定经络穴位以疏通经络，调整脏腑功能；还可通过直接作用于发病部位，如胸锁乳突肌、斜方肌等肌群来控制肌肉异常收缩，改善抽动障碍的症状。在推拿按摩过程中，操作者还可以与抽动障碍患者进行肢体接触、眼神交流和言语沟通，以此帮助缓解患者的紧张焦虑情绪，这对稳定病情也有一定作用。

（陈燕惠　　颜耀斌）

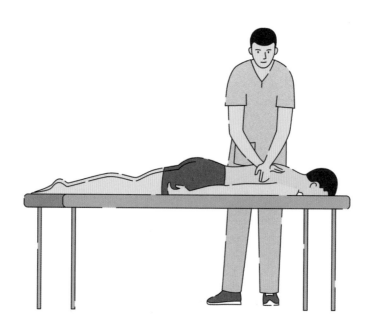

耳穴疗法
能治疗抽动障碍吗

　　中医认为十二经脉均与耳有直接或间接的联系，耳穴是耳廓表面与人体脏腑经络、组织器官、四肢百骸相互沟通的部位。耳穴疗法属于针灸疗法，是通过刺激耳廓上的穴位以诊治疾病的一种方法。抽动穴为经验穴，对于抑制抽动具有一定功效。临床上，常取心、神门、交感等耳穴以宁心调神。

（陈燕惠　颜耀斌）

如何进行
抽动障碍的心理治疗

心理治疗是抽动障碍综合治疗的重要环节，是防止疾病复发和减少合并症的主要手段。

☑ **心理转移法** 临床观察发现，抽动障碍的症状在紧张或着急时加重，放松时减轻，睡眠时消失。因此，当抽动发作时不要强制患者控制，最好采用心理转移法。如发现患者抽动明显时，可让患者帮忙把报纸递过来或做些轻松的事来减轻抽动带来的紧张、焦虑和自卑感，并可通过肢体有目的地活动来减轻和缓解抽动症状。

☑ **认知支持疗法** 患者常因挤眉弄眼等抽动症状而深感自卑，出现社交退缩。越紧张自卑，症状越严重，症状越严重，就越紧张自卑，患者在这种恶性循环中感到痛苦而不能自拔。如果此时父母还唠叨、过分限制、没完没了地指责，如同雪上加霜。所以，最好的办法就是打破恶性循环，在心理医生的指导下，父母与患者一起分析病情，正确认识抽动症状的表现就像感冒发热一样是一种疾病，并不是坏毛病，患者逐渐增强战胜疾病的信心，消除自卑感。事实证明这是促进疾病康复，避免对儿童心理发展造成影响的有效方法。

☑️ **家庭干预** 近年来研究发现，不少抽动障碍患者存在家庭不良环境，如不和谐、多冲突、少娱乐、亲密度低、少情感交流、父母离异、亲人亡故等；家庭教育不良，如管教过严，过于挑剔、苛刻，高拒绝、多否定，过分干涉和超过实际水平的要求等。许多抽动障碍患者家长将抽动障碍视为一种不良习惯，希望通过严格管理来改善。因此，家庭干预就显得尤为重要。首先要提高家长对抽动障碍特征和预后的认识，正确对待患者，既不视其为故意出洋相而加以训斥、批评、惩罚，又不以患病为借口过分迁就。抽动障碍患者家长自身常存在焦虑、强迫等情绪问题，在管理患者时经常走极端。因此，对家长本身焦虑、强迫、紧张等心理变化也应予以干预，家长应配合医生的工作，创造良好的家庭环境，不要频繁变换医生，也不要过分溺爱孩子。

☑ **学校干预**　应向学校、老师及同学宣传抽动障碍的基本知识，倡导像关心患有躯体疾病的患者一样关心、包容抽动障碍患者。对因症状或药物不良反应影响学习成绩的患者，应予减轻学业负担，制订因人而异的课程计划，鼓励患者参加学校正常的学习活动和课外活动，帮助其改善伙伴关系；提高患者的自尊心，帮助其像健康学生一样学习、生活；不要歧视和嘲笑患者。不良的学习环境，如教师要求过高、过于严格、同学嘲笑、与同学发生争执，以及部分考试和课堂提问均会加重抽动症状。通常抽动障碍患者的正常活动不会受到疾病影响，但剧烈活动有时会加重症状，故患者可适当减少竞技性体育活动。

（崔永华）

抽动障碍的
行为治疗有哪些

　　行为疗法是一种减轻或改善患者症状及不良行为的干预技术，具有安全性高、不良反应小、易操作、疗效确切等特点。目前多种类型的行为干预措施已经被应用于治疗抽动障碍患者，主要包括正向强化、消退法、密集练习、放松训练、认知行为治疗、习惯逆转训练、暴露与反应预防、综合行为干预等。其中习惯逆转训练和综合行为干预疗法被认为是较为有效的，也是被研究较多、应用较为广泛的行为治疗方法，综合行为干预疗法的核心是习惯逆转训练。

　　习惯逆转训练是20世纪70年代由Azrin和Nunn为治疗紧张习惯和抽动而发明的。最初，习惯逆转训练是由几个步骤组成的一个全面的程序，在过去的几十年里发生了一些变化。习惯逆转训练的简化版本已经证明与Azrin和Nunn的初始版本同样有效，而且更简单易行，适用于所有儿童期重复行为障碍的治疗。它包括三个基本组成部分，即意识训练、竞争性反应训练和社会支持。

　　☑ **意识训练**　首先，治疗师要求患儿尽可能详细地描述和再扮演需要治疗的重复行为（如运动抽动或发声抽动）。其次，患儿和治疗师一起做游戏。游戏中治疗师模仿患儿需要治疗的目标行为，同时要求患儿必须准确地发现并指出这些行为。这项练习应持续至患儿能够准确识别目标行为中的 4/5。最后，治疗师和患儿识别目标行为的先兆表现。图雷特综合征患儿常自诉在抽动发生前有一种先兆表现。患儿描述的先兆表现包括瘙痒、抓挠和身体局部的紧张感。患儿可能报告在清嗓之前咽部感觉发痒。同样，患儿必须准确识别目标行为中 4/5 的先兆表现，才能进入下一阶段练习。

☑ **竞争性反应训练** 治疗师要教会患儿使用一种与目标行为相反的动作来竞争和对抗目标行为。例如，表现为清嗓抽动的患儿可以在意识到咽部发痒的时候练习放松或者调节呼吸（如用鼻吸气，用嘴呼气）。同样，患儿可以把手放在体侧或者交叉双手以对抗上臂抽动。竞争性反应训练有以下三项普遍原则。

• 选择的反应必须与目标行为相反。

• 必须持续 1 分钟或者直到抽动的欲望消失为止。

• 应该不引人注意，教会患儿在意识到目标行为发生或者有先兆表现时即开始竞争性反应。竞争性反应训练与有意地抑制抽动不同，前者教会患儿作出主动行为来应对先兆表现而不是简单地抑制抽动。

☑️ **社会支持** 包括确定一个家庭成员或朋友在患儿进行竞争性反应训练时给予支持和鼓励。应指导社会支持者（或者整个家庭）在患儿练习竞争性反应时适当进行鼓励。同时还要求社会支持者在患儿没有觉察到目标行为时用一种不含歧视的恰当方式提醒患儿应用竞争性反应，如"别忘了用医生教你的方法练习"。

尽管有研究认为习惯逆转训练的社会支持部分对成人来说并非必须，但是对儿童的治疗却是一个重要的组成部分。目前已有许多研究结果支持习惯逆转训练对抽动障碍的疗效。Azrin 和 Nunn 首次对拔毛发、咬指甲、吮拇指以及抽动障碍患者进行了习惯逆转训练治疗的研究。尽管其研究方法存在明显的局限性（如以患者的自我报告作为唯一的测量方法，缺乏对照组），结果依然能够证明习惯逆转训练是有效的，可使83.3% 的重复行为完全消失。在后续的研究中，Peterson 等将 14 例图雷特综合征患儿随机分为习惯逆转训练组和对照组。通过录像带观察的方式进行抽动频率测定（优于患者自我报告）。在 12 个月的随访中，作者观察到抽动症状在诊所和家庭中分别减轻 89% 和 92%。研究还发现，习惯逆转训练不仅对抽动障碍有效，对其伴随的多动障碍、焦虑、强迫、抑郁等症状都有积极的作用。

尽管已有很多证据表明习惯逆转训练是减轻抽动严重度的有效方法，应作为儿童和成人抽动障碍患者的首选行为治疗方案，但是目前能够开展习惯逆转训练且经验丰富的专家并不多，因此需要培训更多的相关专业人员，以便更好地推广这项技术。

（崔永华）

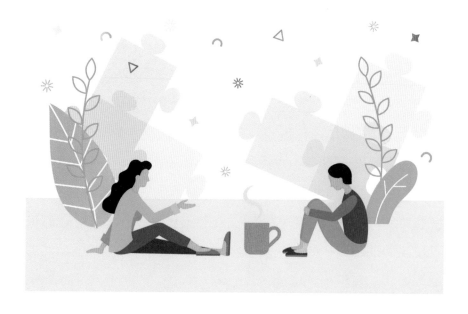

行为干预
对抽动障碍的治疗效果如何

行为干预在抽动障碍的治疗中发挥着重要作用，积极的行为干预可以降低抽动的频率和强度，提高患者的生活质量。根据临床共识，无论症状严重程度如何，都建议将心理教育作为初始干预措施。当单独的心理教育不足时，建议将习惯逆转训练/综合行为干预疗法和暴露与反应预防作为抽动障碍的一线干预措施。

一些Meta分析发现，抽动障碍行为干预的疗效大概是中等效应。支持使用习惯逆转训练/综合行为干预疗法作为图雷特综合征儿童患者和抽动障碍成人患者的有效治疗方法。很少有研究比较抽动障碍行为干预和药物干预效果的差异。如果行为干预的效果不令人满意，可以考虑从一种行为干预切换到另一种行为干预或者切换到药物治疗。

（崔永华）

抽动障碍
可以进行免疫治疗吗

国内外研究陆续发现抽动障碍患者存在一些抗体、免疫细胞及炎症因子等异常及免疫相关的遗传学改变，免疫炎症发病机制已经成为抽动障碍病因及发病机制研究的国际前沿热点，为此，抽动障碍免疫治疗也备受关注。

关于抽动障碍与链球菌感染的关系已经有许多报道，临床上也常发现抽动障碍症状会在上呼吸道感染、免疫功能低下等情况下复发或加重。但由于导致抽动障碍的免疫病因学确切机制尚未明了，因此，目前在临床上主要以提高机体非特异性免疫力的免疫治疗来减少感染，以避免感染诱发抽动障碍症状反复。

对于抽动障碍的精准免疫治疗，依然需要通过更深入的免疫病因学研究及针对免疫治疗药物有效性、安全性的研究来确定。

（陈燕惠）

抽动障碍
可以进行神经调控治疗吗

神经调控治疗是指利用植入性或非植入性技术，通过电或化学的作用方式，对中枢神经系统、周围神经系统和自主神经系统的邻近或远隔部位的神经元或神经网络的信号传递起到或兴奋或抑制或调节的作用，从而达到改善患者生活质量或提高机体功能的目的。

神经调控治疗包括脑电生物反馈、重复经颅磁刺激、经颅微电流刺激及深部脑电刺激等，临床上将其作为抽动障碍的辅助治疗。

尽管目前国内外已有研究证明神经调控治疗在降低抽动严重程度方面有一定疗效，但对于它的不良反应、长期疗效还不清楚，对于儿童抽动障碍治疗的相关刺激参数还未统一。未来需要大样本随机对照试验来寻找最佳的参数模式并验证疗效和安全性。

（陈燕惠）

抽动障碍
可以进行外科手术治疗吗

抽动障碍是一种复杂的神经发育障碍性疾病。尽管大多数患者的症状会随着年龄的增长而改善，然而，依然存在一部分难治性患者，他们的病情迁延，通过系统药物治疗、行为治疗均无效，严重影响生活质量，在这种情况下会考虑进行外科手术治疗。目前关于抽动障碍的外科手术治疗研究主要有深部脑刺激疗法及立体定向射频毁损疗法。

☑ **深部脑刺激疗法**　是一种功能神经外科手术，属于有创的神经调控治疗，具体操作方式为向脑内植入一种被称为神经刺激器的装置，通过向目标脑区输送电刺激来抑制抽动症状。

☑ **立体定向射频毁损疗法**　是基于立体定向技术精准定位靶点进行病灶神经毁损的微创治疗手段，其作用原理与深部脑刺激疗法相似，是对皮质－纹状体－丘脑－皮质环路功能失调进行纠正及调节。

目前，因立体定向射频毁损疗法为永久性毁损，而深部脑刺激疗法具有更好的可控性，选择深部脑刺激疗法的患者更多。深部脑刺激疗法、立体定向射频毁损疗法近年来在国内外逐步开展，但尚无统一的治疗适应证、禁忌证和治疗流程等标准。国际深部脑刺激数据库和登记处的数据表明，深部脑刺激术后不良反应率为35.4%，包括颅内出血（1.3%）、感染（3.2%），以及刺激诱导的不良反应，如构音障碍（6.3%）和感觉异常（8.2%）。一些研究发现术后50%以上的抽动障碍患者症状有所改善，但也有其他报告表明术后患者症状改善的概率在个体间差异较大，需要进一步的研究来确定最佳目标、益处和风险、适应证、手术时机和刺激参数。

大多数临床专家认为外科手术干预属于有创侵入性治疗，建议仅用于年长儿童（12岁以上）、青少年或成人药物难治性抽动障碍患者的治疗，治疗前需要通过多学科协作诊疗进行全面评估，并与患者及家长充分沟通后再考虑是否接受外科手术治疗。

（陈燕惠）

如何治疗
难治性抽动障碍

难治性抽动障碍是近年来在儿科神经病学／精神病学中逐渐形成的一个新概念，目前尚无明确定义。一般将严重图雷特综合征患者使用经典抗抽动障碍药物，如硫必利、氟哌啶醇或阿立哌唑治疗1年以上无满意疗效时，认为是难治性抽动障碍患者。确诊难治性抽动障碍时，须考虑甄别假性难治性抽动障碍的情况，如误诊、用药不当、剂量不足、因药物不良反应不能耐受、服药依从性差及共病等。

难治性抽动障碍患者及家长常有较多的心理问题，焦虑、抑郁等心理状态不仅影响疾病康复，同时可使抽动障碍患者自身及家人的生活质量受到明显影响。一旦确诊为难治性抽动障碍，建议转至儿科精神科或多学科团队进行评估和管理。心理行为治疗是改善抽动障碍患者社会功能和学习能力的一种重要手段，对难治性抽动障碍患者和家长来说，合理安排日常生活、心理疏导与社会支持、行为治疗至关重要。难治性抽动障碍患者通常需要联合用药、使用新药、非药物治疗（如神经调控治疗）并进行适当的共病治疗。

治疗成人难治性抽动障碍的一些有效新型药物包括 D_1/D_5 受体拮抗剂（如依考匹泮）、囊泡单胺转运抑制剂（如四苯嗪）、烟碱乙酰胆碱受体拮抗剂（如梅坎米胺）、大麻类（如大麻二酚）、谷氨酰胺类拮抗剂（如利鲁唑）、增强 γ- 氨基丁酸功能的药物等。神经调节疗法也被用于治疗难治性抽动障碍，包括重复经颅磁刺激、经颅微电流刺激、脑电生物反馈和深部脑刺激等。

（陈燕惠）

如何治疗
抽动障碍共患注意缺陷多动障碍

当抽动障碍共患注意缺陷多动障碍时，应优先处理对患者社会功能影响最大的疾病。如果二者对患者社会功能的影响同等重要，则可同时进行治疗。

确诊的注意缺陷多动障碍患者需要药物和心理行为联合治疗，需要医生、父母、老师等多方合作，并定期进行随访。治疗注意缺陷多动障碍的常用药物包括：①中枢神经系统兴奋药，如哌甲酯及其缓释剂；②非中枢神经系统兴奋药，如特异性去甲肾上腺素再摄取抑制剂托莫西汀；③ α_2 肾上腺素受体激动剂，如可乐定。

抽动障碍与注意缺陷多动障碍患者均可采用非药物治疗。适合于注意缺陷多动障碍患者的行为治疗包括行为矫正和执行功能训练，可有效改善患者的行为表现。针对家庭教育模式、行为管理方法等的家庭心理教育和父母培训可给家长以指导和帮助。

在所有研究中，治疗剂量的哌甲酯、可乐定和托莫西汀均可减轻图雷特综合征患者的注意缺陷和注意缺陷多动障碍症状。虽然早期的研究描述了兴奋剂在某些人中会加剧抽动甚至引起首次抽动，但最近的研究表明，常规治疗剂量的兴奋剂无论是短程治疗，还是长程治疗，都不会诱发抽动或使抽动恶化。在引入兴奋剂后抽动持续增加的极少数情况下，使用托莫西汀可能是一种可行的替代方案。α_2肾上腺素受体激动剂可乐定对抽动障碍和注意缺陷多动障碍均有效，是治疗抽动障碍共患注意缺陷多动障碍的疗效与不良事件比率最有利的药物，但对抽动障碍和注意缺陷多动障碍各自的效应大小不确定。抽动障碍共患注意缺陷多动障碍的患者通常可以通过减少注意缺陷和多动的症状对抽动产生积极影响。

（崔永华）

如何治疗
抽动障碍共患强迫症

强迫症是抽动障碍患者的常见共病，对于抽动障碍共患强迫症，行为治疗是一线治疗方法。对单独采用行为治疗效果不佳的患者，加用药物治疗会增加疗效。

强迫症的治疗原则包括：创建治疗联盟，提高治疗依从性；药物和 / 或心理治疗的综合长期治疗；个体化原则；定期评估患者的病情；创建合适的治疗环境。

心理治疗是强迫症康复的重要方法和措施。强迫症的心理治疗有很多方法，其中认知行为治疗是一线心理治疗，主要包括暴露和反应预防。

药物治疗首选选择性 5- 羟色胺再摄取抑制剂（SSRIs），如舍曲林、氟西汀、氟伏沙明和帕罗西汀。抽动障碍共患强迫症时，抽动患者对 SSRIs 的反应与没有抽动的患者一样好，并且对认知行为干预的反应同样良好。值得注意的是，SSRIs 不仅可以减轻强迫症的症状，还可以改变患者整体情感、焦虑和压力的敏感性，这可能引发更好的自我调节和抽动抑制。

（崔永华）

如何治疗
抽动障碍共患学习障碍

抽动障碍共患学习障碍有两种情况，即抽动障碍症状及共病症状导致的学习困难以及抽动障碍共患发育性学习障碍。对于第一种情况，治疗方法为积极控制抽动症状并治疗共病；以下将针对第二种情况进行详细介绍。

当抽动障碍共患发育性学习障碍时，应优先处理对患者社会功能影响最大的疾病。如果对患者社会功能的影响同等重要，则可同时进行处理。

发育性学习障碍是指起始于学龄早期，在同等教育条件下，个体获得和使用阅读、计算、书写表达等的学习技能损害。患者受影响的学习技能表现为持续明显低于年龄和智力预期的水平，并导致学习成绩或职业功能严重受损。

以个体化评估指导下的综合性治疗干预是发育性学习障碍的基本治疗原则。常用的治疗方案如下。

☑ 支持性心理治疗 让家长和老师等相关人员了解问题的性质、干预的必要性和方法，以取得他们的支持与帮助，并达成合理预期，使治疗得以坚持进行。

☑ 家庭干预 矫正家人对患者学习障碍表现不正确的认识和不良的态度与行为，积极协同医疗机构和学校安排实施诊疗与训练计划，改善家庭行为管理和心理健康状况。

☑ 针对性地强化训练和教育安排 在医学干预的基础上，针对学习技能问题进行强化训练和教育安排，如针对阅读障碍，可以进行包括语音加工发展和流畅词汇阅读的强化教育；采用系统、累积式、多感官的教育方式，整合听、说、读、写各项技能训练；有效训练的内容强调语言结构，包括针对解码和流畅性的训练、针对词汇和理解的特殊教育。对于存在视觉－运动整合障碍的书写障碍者，可以使用有画线的纸张、尝试使用不同手感的书写用笔、通过在空中挥舞手臂练习书写文字和数字，以便提高动作记忆，同样方法练习使用手指。针对数学障碍，常需要针对每个儿童在数学方面的强项、弱项和错误进行个体化训练。

☑ **神经心理功能康复**　感知觉矫正、整合、转换训练、感觉统合及计算机辅助认知功能训练、个体化的重复经颅磁刺激治疗等方法可望改善引发学习障碍的基本认知功能缺陷。

☑ **药物治疗**　药物对发育性学习障碍尚无确切疗效。药物治疗主要针对发育性学习障碍伴发的精神症状与共病。改善焦虑、抑郁和强迫等症状，可以选用舍曲林、氟伏沙明、氟西汀、艾司西酞普兰等；缓解攻击和破坏等行为，可以选用阿立哌唑、喹硫平、利培酮等抗精神病药；对于共患注意缺陷多动障碍的患者，可以酌情选用哌甲酯、托莫西汀，但通常疗效不及单纯注意缺陷多动障碍患者。改善脑神经营养代谢和益智类药物疗效观察尚不够充分，不建议使用。

（崔永华）

如何治疗
抽动障碍共患睡眠障碍

失眠的治疗原则包括：①增加有效睡眠时间和 / 或改善睡眠质量；②改善失眠相关性日间功能损害；③减少或消除短期失眠向慢性失眠转化的风险；④减少与失眠相关的躯体疾病或精神障碍的共病风险。

失眠常见的治疗方法如下。

☑ **认知行为治疗**　主要纠正失眠维持因素中的不良行为和信念，是失眠的一线治疗方案。失眠认知行为治疗主要包括睡眠限制、刺激控制、认知治疗、放松训练治疗和睡眠卫生五个部分。失眠的认知行为治疗一般以 6～8 周为一个周期，疗效可延续 6～12 个月。研究显示，对于慢性失眠患者，认知行为治疗与药物治疗短期疗效相当，但长期来看认知行为治疗疗效更优。

☑ **药物治疗**　在病因治疗、认知行为治疗和睡眠健康教育的基础上，酌情给予镇静催眠药物。药物治疗的原则为个体化、按需、间断、足量给药。连续给药一般不超过 4 周，如需要继续给药，须每个月定期评估。常用的药物包括苯二氮䓬类药物，如地西泮、艾司唑仑、劳拉西泮、氯硝西泮等；非苯二氮䓬类药物，如唑吡坦、佐匹克隆、右旋佐匹克隆等；具有镇静作用的抗抑郁药，如曲唑酮、米氮平等。

☑ **物理治疗**　主要包括光照治疗、重复经颅磁刺激治疗、经颅直流电刺激治疗、生物反馈疗法等。

☑ **中医药治疗**　中医药治疗失眠具有悠久的历史，既有药物治疗，也有非药物治疗。失眠在中医属于不寐的范畴，在辨证施治的基础上采用个体化综合治疗手段，常见治疗方法包括中药、针灸、按摩等。

（崔永华）

如何治疗
抽动障碍共患焦虑障碍

抽动障碍患者易共患焦虑障碍。目前焦虑障碍常用的治疗方法包括药物治疗、心理治疗、物理治疗及其他治疗。在焦虑障碍的不同阶段，治疗的侧重点不同。应结合患者的具体情况选择适宜的治疗方法，将相关治疗方法有机结合常能发挥出更好的治疗作用。

常用的抗焦虑药包括苯二氮䓬类和 5- 羟色胺 1A（5-HT_{1A}）受体部分激动剂。苯二氮䓬类药物抗焦虑作用起效快，常在发作初期合并使用，5-HT_{1A} 受体部分激动剂通常起效较慢。常用的苯二氮䓬类药物有劳拉西泮、阿普唑仑、氯硝西泮等；常用的 5-HT_{1A} 受体部分激动剂有丁螺环酮和坦度螺酮。

常用于治疗焦虑障碍的抗抑郁药包括选择性 5- 羟色胺再摄取抑制剂和去甲肾上腺素再摄取抑制剂。常用的药物包括氟西汀、帕罗西汀、舍曲林、氟伏沙明、西酞普兰、艾司西酞普兰、文拉法辛等。

焦虑障碍是一类慢性疾病，患者患病时间长、复发率高，对日常生活质量影响大。

焦虑障碍的治疗原则强调全病程、综合治疗。全病程治疗包括急性期治疗、巩固期治疗和维持期治疗三部分。在临床症状缓解后需要巩固治疗，各国指南均推荐焦虑障碍的药物治疗至少维持 1～2 年。维持治疗中需要加强心理治疗，以减少复发。

（崔永华）

如何治疗
抽动障碍共患抑郁障碍

由于抑郁障碍可能造成自杀倾向，故怀疑抽动障碍患者共患抑郁障碍时，应尽早咨询精神专科医生或心理医生。

抑郁障碍的治疗目标在于尽可能早期诊断，通过及时、规范的治疗控制症状，提高临床治愈率，最大程度减少病残率和自杀率，防止复发，促进患者社会功能的恢复。抑郁障碍的治疗倡导基于评估的全病程治疗，治疗阶段分为急性期、巩固期和维持期。

选择性5-羟色胺再摄取抑制剂代表药物包括氟西汀、舍曲林、帕罗西汀、氟伏沙明、西酞普兰和艾司西酞普兰，整体疗效和可接受度良好，是一线抗抑郁药；去甲肾上腺素再摄取抑制剂代表药物包括文拉法辛、度洛西汀和米那普仑。

目前循证证据较多、疗效肯定的心理治疗方法包括认知行为治疗、人际心理治疗和行为心理治疗（如行为激活），这些治疗对轻中度抑郁障碍的疗效与抗抑郁药相仿，但严重的或内源性抑郁障碍往往不能单独使用心理治疗，须与药物治疗联合使用。

（崔永华）

如何治疗
抽动障碍共患癫痫

据文献报道，图雷特综合征患者患癫痫的风险增加，有研究表明患有图雷特综合征的儿童发生癫痫的风险约为无图雷特综合征儿童的 18 倍，这表明癫痫和图雷特综合征可能具有一些共同的致病机制。

抽动障碍共患癫痫的患者，抽动障碍可以发生在癫痫发生之前、癫痫发生的同时或癫痫发生之后。由于抽动障碍共患癫痫的概率高于普通人群，一些抽动障碍患者的临床表现与局灶性运动性癫痫发作患者仅从临床观察上可能难以区别，特别是年幼的儿童可能难以表述症状，故建议抽动障碍患者治疗前应常规进行视频脑电图检查。对共患癫痫的抽动障碍患者，应该谨慎使用可能降低癫痫发作阈值的药物。虽然典型和非典型抗精神病药都可能降低癫痫发作阈值，但不同的抗精神病药显示出不同的诱发癫痫的风险。奥氮平和喹硫平可能降低癫痫发作阈值，而阿立哌唑、利培酮和氟哌啶醇诱发癫痫发作的概率则较小。

可依据癫痫发作类型、病因、发病机制选择相应的抗癫痫药，在所选的抗癫痫药中优先考虑同时对抽动障碍治疗有效的药物。目前被报道的抗癫痫药中可以改善抽动障碍的有托吡酯、丙戊酸钠及氯硝西泮等。临床使用这些药物时应注意观察患者癫痫和抽动障碍的病情演变。

（陈燕惠）

如何治疗
抽动障碍共患偏头痛

偏头痛是抽动障碍患者的常见共病，一项前瞻性问卷访谈研究显示，约 55% 的图雷特综合征儿童和青少年患者出现偏头痛症状。图雷特综合征中偏头痛的确切机制尚未阐明。偏头痛的治疗包括急性治疗和预防性治疗。大多数儿童偏头痛不需要药物治疗，可以通过改变不良行为和生活方式以避免偏头痛症状发生或改善偏头痛症状。当偏头痛发生的频率和严重程度导致与偏头痛相关的社会功能损害时，应考虑药物治疗。

建立良好的生活方式和作息规律；避免诱因，如避免睡眠紊乱以及情感应激；减少巧克力、奶酪、咖啡因、碳酸饮料等的摄入，控制体重，保持良好的心理状态，避免过多使用电子产品（如长时间看电视、玩电子游戏等），上述建议无论对抽动障碍患者，还是对偏头痛患者均有益。

心理干预治疗对避免抽动、偏头痛的诱发和反复均有帮助，可采用认知行为治疗、生物反馈或放松疗法。布洛芬、对乙酰氨基酚等非甾体抗炎药常用于儿童偏头痛急性发作期的治疗。偏头痛预防性治疗可依据病情、年龄、病理机制选用托吡酯、氟桂利嗪、桂利嗪、普萘洛尔、阿米替林或尼莫地平等。对于抽动障碍合并偏头痛的患者，应该选择对抽动障碍、偏头痛有共同作用机制的药物，如托吡酯。

（陈燕惠）

到了青春期抽动障碍的症状可以自然缓解吗

青春期的年龄段男女有别，女孩一般要早于男孩，女孩青春期的开始年龄在 10 ～ 11 岁，结束年龄在 17 ～ 18 岁；男孩青春期的开始与结束年龄比女孩晚两年左右。研究显示，抽动障碍患者的抽动症状可随年龄增加和大脑发育成熟而减轻或缓解，近 50% 的患者在青春期自愈，另有 30% 的患者到青春期症状明显减轻，不影响成年后的正常生活和工作。

虽然有近 20% 的患者抽动症状可能会迁延到成年期，但仅有极少数患者的抽动症状在成年期恶化。抽动症状迁延不愈或加重可能与某些危险因素有关，包括家族精神或神经系统疾病史、儿童心理社会压力较大、儿童期抽动严重程度评分较高、尾状核体积较小和精细运动控制能力较差。

（陈燕惠）

成年后
抽动障碍需要治疗吗

成年后抽动障碍主要分为三部分：①从小就患病，一直未治愈，延续到成年；②从小患病，治愈后于成年复发；③成年后才患病。成年后抽动障碍的治疗原则与儿童抽动障碍类似，应采用综合治疗方案，包括家庭干预、认知行为疗法、药物治疗、中医药治疗、外科治疗等。

应基于对抽动症状的评估以及是否存在共病、心理行为问题，在明确每个问题造成损害的基础上制订治疗方案。治疗前应确定治疗的靶症状，即对患者日常生活、学习或社交活动影响最大的症状。靶症状可以是抽动障碍的抽动症状，也可以是共病症状，如情绪障碍、冲动、强迫观念等。应该根据个体化需求、可获得的治疗资源、医生的经验以及临床指南或共识进行治疗。

（陈燕惠）

抽动障碍
能被治愈吗

抽动障碍是一种神经发育障碍性疾病，其发病机制与皮质－纹状体－丘脑－皮质环路中神经递质功能异常有关，具体病因尚未明了，可能涉及遗传、免疫、心理和环境等因素。

目前0针对抽动障碍的治疗依然是以对症治疗为主，以减轻抽动障碍的严重程度，改善患者的生活质量为目的。期待在不久的将来，人们可以找到导致抽动障碍的具体病因以及确切的致病机制，并据此开展更有针对性的治疗，以实现根治。

（陈燕惠）

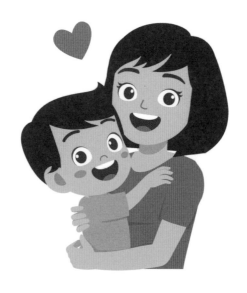

抽动障碍
需要终身治疗吗

抽动障碍作为一种神经发育障碍性疾病，大多数患者的症状可随年龄增长和大脑发育逐渐成熟而减轻或缓解，成年后能像健康人一样生活和工作，因此，多数患者并不需要终身治疗。

当前抽动障碍的治疗主要是对症治疗，故轻度抽动障碍患者，如症状不影响日常生活、学习或社交，可不进行药物治疗。中重度抽动障碍患者，通过治疗，其症状得到有效控制、病情稳定后，如果不影响日常生活和学业，也可考虑逐渐减量或停药，不一定需要终身治疗。

（陈燕惠）

如何对抽动障碍患者进行随访

抽动障碍的治疗周期较长，加之患者处于不断生长发育的过程中，各年龄阶段不同的生理心理特点、社会生活环境变化等均会对治疗及预后产生影响；早期治疗管理不当，会对患者及家属的健康和生活质量产生显著的负面影响，故要对患者进行定期随访。

定期随访的内容包括针对病情及共病的评估、治疗效果的评估、药物不良反应的监测，以及进行必要的检查等。

（陈燕惠）

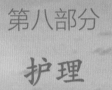

第八部分

护理

抽动障碍患儿的日常生活注意事项有哪些

☑ **良好的家庭氛围和亲子关系** 良好的家庭氛围会对孩子的治疗和康复产生积极影响，家长要正确面对疾病，调适好心理状态，消除病耻感，多陪伴、多沟通，多倾听孩子的诉说，多和孩子进行舒服的谈话，减少压力，多进行互动性活动，稳定自己和孩子的情绪。

☑ **作息规律，劳逸结合** 患儿的每日作息时间应该相对固定，保证良好的睡眠，避免过度疲劳、紧张、兴奋或激动等。

☑ **居室安静，减少噪声** 抽动障碍患儿存在中枢神经系统功能紊乱，如噪声长期干扰，必将加重病情或诱发抽动，让患者生活在一个相对安静的环境中有利于康复。

☑ **避免不良刺激，减少电子产品的使用** 生活中注意避免让患儿接触不良刺激，尽量减少电子产品的使用，尽量少看电视，不玩电子游戏机或者电脑游戏；避免看一些惊险、恐怖的影片或电视节目。

☑ **不要做负性强化刺激** 不要以羞辱、打击的方式来纠正孩子的抽动发作，不要总是提醒、责怪，甚至于恐吓，长时间的负性强化刺激会让孩子把注意力集中在自身的抽动动作上，反而会导致更加频繁地发作，久而久之不但抽动症状没有减轻，孩子反而会变得自卑、胆小、敏感、暴躁、逆反、违抗等。

（胡玲）

抽动障碍患儿的
服药护理应注意什么

抽动障碍患儿的药物治疗要在权衡利弊的情况下进行，用药的选择要取决于治疗目标是针对抽动障碍还是共病，需要在专业医生的指导和建议下合理进行药物治疗。

治疗期间一定要遵医嘱科学用药，切勿谈药色变；及时记录不同药物、不同剂量服用后的治疗反应以及不良反应，以便医生可以确切了解孩子的用药情况，产生疗效最大化而不良反应最小化的效果；应按时带孩子复诊，确保及时根据病情调整用药，加快康复进度。儿童用药一定要谨遵医嘱，督促检查孩子按时按量、准确无误用药，防止少用、漏用和多用，不可以随意更换药物、改变药物剂量。当孩子患有其他疾病时，应注意服药顺序及有无合并用药禁忌。

（胡玲）

抽动障碍患儿使用贴剂药物的护理要点有哪些

☑ **正确使用** 请根据医嘱，按照药品使用说明书正确使用贴剂药物。

☑ **日常活动** 使用贴剂药物并不会影响患儿洗澡、游泳，但注意不要浸泡太长时间。

☑ **更换贴用部位** 贴剂药物连续使用可能产生过敏反应，但均为一过性皮疹，为了将皮疹的发生率降到最低，建议使用前一定要注意贴前的皮肤清洁（用清水洗净，待皮肤干燥后使用），每次更换贴用部位，从而降低药物对皮肤的刺激。

☑ **足量、足疗程** 为了避免病情反复发作，要足剂量、足疗程使用。

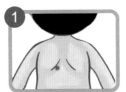

敷贴部位为背部肩胛骨下方（左右均可），用清水洗净皮肤，并晾干

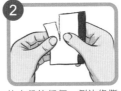

从小袋的任何一侧边缘撕开，切勿从中间撕开而导致药物贴片破损

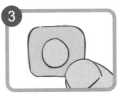

小心地取出贴片，贴片主要由小圆形的肉色药贴和较大的方形圆角透明保护层组成

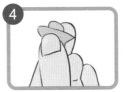

将透明保护层与肉色药贴稍稍揭开。注意尽量避免用手触摸药贴黏附面

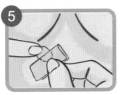

将肉色药贴贴在清洗干净的皮肤上，顺势将保护层移除

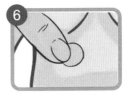

按压药贴，使其粘贴牢固

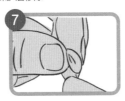

一周后取下药贴，将药贴对折，弃于儿童、动物触及不到的地方，下一个药贴贴在对侧肩胛骨下方，位置每周交替

（胡玲）

抽动障碍患儿
可以进行预防接种吗

抽动障碍不是预防接种的禁忌证，但在接种前应将病史和基本情况告知接种医生，由医生作出评估，判断是否可以接种。

抽动障碍患儿常存在过敏性鼻炎、过敏性结膜炎、特应性皮炎、食物过敏等情况，若上述疾病病情稳定，则可以正常接种疫苗。共患支气管哮喘的孩子应在缓解期接种。

抽动障碍患儿可以接种新冠疫苗，但不推荐与其他疫苗（包括免疫规划疫苗）同时接种，接种间隔时间应大于 14 天。

（胡玲）

抽动障碍患儿的心理护理包括哪些

　　抽动障碍患儿患病之后不但要承受疾病带来的痛苦，很可能会受到一些排挤和不公正的对待，如来自同学的嘲笑、孤立，甚至欺凌，老师的不理解、排斥，父母的焦虑、责怪甚至恐吓，严重地影响到孩子的社会交往和人际关系，让他们面临巨大的心理压力。抽动障碍的治疗不仅是医学问题，更是社会心理问题，需要孩子、家长和老师共同努力。

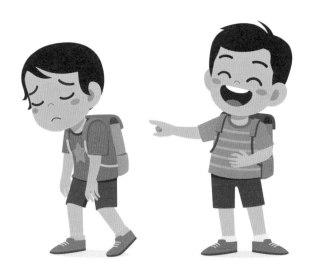

☑ 正确对待，正面引导　当患儿在承受疾病给他带来痛苦的同时，家长也承受了一些不能承受的压力，包括担心疾病的治疗、预后、是否会影响孩子的未来、孩子在外界是否会被他人嘲笑等，这些情况会让家长变得更加焦虑。作为家长，怀疑孩子可能患病时，不必惊慌，要尽快到正规医院治疗，要和医生配合，正向采纳医生给予的临床建议，在坚持治疗的同时细心呵护孩子，尝试去体谅孩子，与他们多进行交谈，了解孩子的心理动态。还应与老师积极沟通，请老师给予正面引导。作为老师，应该了解学生所患疾病及相关知识，帮助其适应学校的环境。此外，老师应该引导其他师生正确对待该学生，无论他的动作如何使人生气，其他人既不要注意他的样子，也不要模仿他、取笑他。在课堂上，不应该为了让该学生减少抽动的发生而去奖励他或者惩罚他，用正常的态度面对该学生的抽动，当其他同学有意见时，老师可以以幽默的方式将这件事一带而过。

☑ 不要过度关注孩子的抽动障碍　当患儿压力过大、饥饿、兴奋、疲劳或面对环境改变时，会让抽动变得更加严重，而运动、分散注意力、聚精会神做某件事、保持健康的饮食习惯时，他们的抽动发生率会大大降低。更多的时候，家长不要将注意力或精力放在患儿的每一次抽动上，过度的关注会让患儿产生紧张情绪，加重症状。

☑ **心理支持**　尝试站在患儿的角度看待他们的生活，尝试与他们多进行交谈，了解患儿的心理动态。抽动障碍患儿往往会出现情绪问题，家长要正确面对，多陪伴，尽心呵护，温和教育，帮助孩子缓解紧张感和恐惧感，让患儿生活在平静和自信的氛围中。应避免直接用敏感语言明示患儿的抽动症状，遇到患儿有抽动动作，一定要冷静、淡定，给予患儿更多的理解、鼓励，帮助患儿建立自信，缓解压力。

☑ **社会融入性培养，避免过分保护和退化性培养**　疾病并不是家长对患儿骄纵的借口，也不要因为担心患儿受委屈，选择退学或限制他的各种活动。应把他当成一个正常孩子去看待，不要过度溺爱，也不提倡打骂患儿，让他们在一个正常的环境中成长是最好的选择。鼓励和引导患儿融入同龄孩子中，参加各种集体活动，帮助他们获得同伴的接纳，尝试让患儿去接受他的与众不同，帮助患儿去接受这些抽动症状也许会长期伴随他，但是不影响他的生活或者学习，他可以和同龄孩子一样享受他这个年龄该去享受的一切。

（胡玲）

抽动障碍患儿的家庭护理有哪些

☑ **病情观察及用药护理** 家长注意观察并详细记录患儿的抽动发作，要督促提醒孩子按时、按量、准确无误服药，切忌自行减药、换药或停药，治疗期间观察有无药物不良反应的发生。定期复查，如发现症状改变或药物不良反应，应及时复诊随访。

☑ **生活护理** 家长要为患儿营造安静的生活环境，作息规律，保证充足的睡眠；合理饮食，保证营养均衡，避免过多接触含铅量高的物品或环境；生活上悉心照顾患儿，家长要保持足够的耐心，保持患儿情绪稳定与心情舒畅；家长要正确引导孩子，经常与患儿谈心，及时发现和纠正他们心理上的问题，让患儿用一种坦然、乐观的态度面对疾病，增强患儿适应环境的能力。

☑ **游戏和体育活动**　游戏和体育活动会帮助患儿转移注意力，振作精神，放松情绪，增强抵抗力。可引导患儿参加各种他们感兴趣的游戏、体育活动，不玩刺激性游戏，不做危险性运动，注意运动不要过量，有一定危险的活动应有成年人在旁边照看。

☑ **学习方面**　选择适合患儿的学校，加强和学校老师的沟通，提前告知老师患儿的病情，请老师正确面对孩子所患的疾病。患儿学习负担不要过重，家长不要对患儿提一些不切实际的要求，如要求各门功课达到多少分以上，而是应该帮助患儿合理减压。

（胡玲）

抽动障碍患儿的
饮食注意事项及禁忌

　　健康饮食是每个家庭的重点，药食同源，良好的饮食习惯可以使患儿的抽动障碍症状得到缓解和控制。如果饮食搭配不合理，将会对抽动障碍症状的控制和治疗产生不利影响。

　　抽动障碍患儿不宜吃生冷、寒凉、油腻、辛辣食物，以及海鲜、烧烤、油炸、膨化食品和快餐类食品；不要在患儿的饮食中加胡椒油等调味品和用酒石黄着色的食物；高血铅可以诱发抽动障碍的发生，不要食用铝含量过高的食物，不可使用含无涂膜铝质的食具、容器或者用其煮食高蛋白和酸性食物等；勿暴饮暴食。

☑ **甜食**　不要过多摄入糖类，不吃或少吃雪糕、巧克力、蜜饯等。吃糖过多可引起情绪激动，诱发抽动障碍。

☑ **水果**　不吃或少吃含甲基水杨酸的水果，如番茄、苹果、菠萝、橘子和杏等，因为甲基水杨酸能够影响大脑神经信息的传递，加剧抽动症状。

☑ **饮水**　尽量避免让患儿饮用含咖啡因和 / 或糖的饮料，如咖啡、碳酸饮料等，这类饮料中含有大量的防腐剂、色素及添加剂，会对患儿的病情有所影响。白开水是最好也是最安全的选择。

（胡玲）

抽动障碍患儿
适合什么样的游戏活动

　　游戏是儿童生活的重要部分，在游戏时孩子心情愉悦，通过游戏可以学习如何正确处理人与人之间的关系，同时分散他们对自己疾病的注意，减少抽动的发生。家长应该鼓励患儿多参与集体活动、户外活动，和其他孩子多交流，放松心态。也可以适当安排手工、书法、绘画、唱歌等活动，培养他们的兴趣爱好。平时患儿应少看电视，少玩或不玩电子游戏，不参与惊险、恐怖的游戏，不观看激烈的比赛、恐怖的电影等，以免精神过度紧张而诱发抽动症状。

（胡玲）

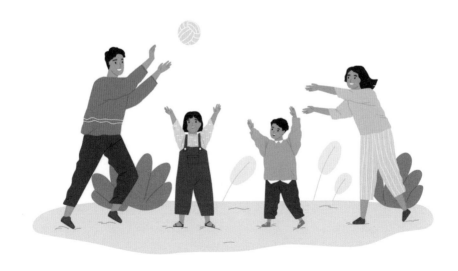

抽动障碍患儿
可以参加体育活动吗

如果学习紧张、压力大，会诱发抽动障碍病情加重，应注意劳逸结合。在不过度劳累的情况下，多鼓励患儿参加体育活动。正常的体育活动能放松心情，调节学习压力，有利于病情的控制，促进患儿身心健康发展。但剧烈运动有时会加重抽动症状，故应适当减少竞技性体育运动，如速滑、长跑、射击、射箭、拳击等。积极参加韵律性体育运动，如韵律操，这是一种结合音乐、舞蹈等多种艺术形式的运动，能够给人带来美术享受。此外，散步、慢跑等运动形式节奏适宜，有助于患儿缓解压力，保持心情放松，避免诱发或加重抽动障碍。

（王海勤）

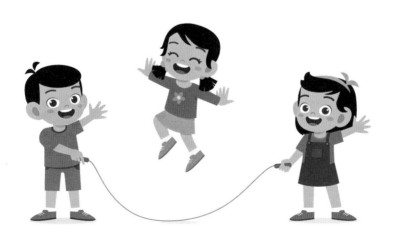

抽动障碍患儿的
居家环境要注意什么

　　注意开窗通风，温湿度适宜，保持安静、减少噪声。过强的噪声会破坏人大脑皮质兴奋与抑制的平衡，影响神经系统正常的生理功能，不利于健康。如冰箱、洗衣机等要离患儿居室远些；不要放摇滚乐、打击乐，可适当放些古典乐、小夜曲等舒缓、柔和的音乐，使患儿生活在一个相对安静的环境中，将有利于患儿的康复。抽动障碍患儿存在中枢神经系统功能紊乱，如噪声长期干扰必将加重病情或诱发抽动。

（王海勤）

抽动障碍患儿的
睡眠要注意什么

　　家长应该保证患儿充足的睡眠时间，养成按时睡眠的好习惯，每日作息时间相对固定。睡眠的环境要安静、无光，患儿全身放松。睡眠时间不是越长越好，要克服睡懒觉的不良习惯，白天多参加户外活动，以保证睡眠质量。睡前不要吃东西，尤其是巧克力等使大脑兴奋的食物，不喝茶或饮料。睡前可以用温热水泡脚，这种方法有利于睡眠。向右侧卧的睡姿有益于睡眠，不挤压心脏，利于血液循环，较多的血液流经右侧肝脏，可加强肝脏的代谢功能，也利于胃肠内食物的向下运动。不要蒙头睡，因为随着被窝内微环境中氧气越来越少，二氧化碳越积越多，可引起大脑缺氧，影响脑功能。不要趴着睡，这样会影响心肺功能，导致呼吸不畅。

（王海勤）

为什么建议
抽动障碍患儿家长记日记

　　现实生活中家长都十分忙碌，有时患儿是由老人或保姆看护，家长无法及时、仔细观察患儿的细微变化。部分家长没有及时发现患儿出现的抽动症状，部分家长看到患儿的异常行为却认为这只是患儿调皮的小动作而已，未予重视，这都会在一定程度上延误患儿早期诊断的时机。为督促家长仔细观察患儿的病情转归、对药物的反应等，建议家长通过日记的方式动态观察、及时记录患儿的细微病情变化，尽早发现症状加重和减轻的相关因素。在复诊时将日记呈现给医生看，可以方便接诊医生更好地了解患儿的病情变化。

（王海勤）

如何护理
抽动障碍共患癫痫患儿

不宜给抽动障碍共患癫痫的患儿食用含糖多的食物和刺激性食物，如辛辣刺激的食物、碳酸饮料、冰水等。多给患儿食用谷物、蔬菜和水果，切忌暴饮暴食。合理安排患儿的生活、学习，保证充足的休息时间，避免睡眠不足及情绪波动。注意劳逸结合，日常生活中可以带患儿进行户外运动，做一些有益身心的文娱活动，比较推荐的运动包括散步、打乒乓球、打羽毛球、打网球、跳舞、打太极拳、打保龄球、打高尔夫、慢跑，从事以上运动时即便患儿癫痫发作也不会对自身及周围人造成伤害。

相对安全的运动包括骑自行车、击剑、体操、马术、游泳、滑冰，从事以上运动时需要有人陪同、看护患儿，特别要注意避免发生溺水、摔伤。不安全的运动包括攀岩、跳水、赛车、赛马、跳伞、潜水、冲浪，在此期间一旦患儿癫痫发作则极易导致意外伤害甚至死亡。患儿一旦出现癫痫发作，周围人不必惊慌，应立即将患儿平卧、头偏向一侧或者让患儿侧躺，迅速松开患儿的衣领和裤带，并清理患儿口中的分泌物，不可强行按压患儿抽搐的肢体，以免发生骨折及脱臼。如患儿出现癫痫持续状态，周围人应及时将其送医治疗，尽快终止癫痫发作。

（王海勤）

如何护理
抽动障碍共患注意缺陷多动障碍患儿

　　家长平时要注意对患儿进行合理教养，重视患儿的心理状态，培养良好的生活习惯，不要在精神上对患儿施加压力，少责骂或体罚，多安慰和鼓励。食用色素、添加剂和饮料可能会加重注意缺陷多动障碍的症状，西式快餐和膨化食品中含铅量高，与注意缺陷多动障碍症状的发生有关，故应减少食用。患儿应注意休息，少看电视、电脑，不看紧张、惊险、刺激的电视节目。家长要鼓励患儿参加适当的体育运动，通过运动来减轻精神压力，促进患儿的康复。

（王海勤）

如何护理
抽动障碍共患强迫症患儿

强迫症患儿大多智力正常，常表现为敏感、害羞、谨慎、办事刻板、力求完美等个性特征。他们对从事强迫行为并无焦虑与痛苦体验，对这些行为的出现与存在并没有认识，只是当别人打断或干扰他们的强迫行为时会表现出烦躁不安。不要用粗暴的方式阻止患儿的强迫行为，如果不让其重复这些动作，患儿会感到焦虑不安，甚至发脾气，患儿并不会因为自己的强迫行为感到苦恼和伤心，只不过是刻板地重复而已，强迫行为并不会影响患儿的日常生活。

患儿和家长可以通过心理咨询调适心理状态，消除病耻感，正确认识本病。家长不要过分关注患儿的强迫症状，合理安排患儿的日常生活，减轻其学业负担，并配合医生对强迫症进行治疗。

（王海勤）

如何护理
抽动障碍共患焦虑障碍患儿

家长应尽力营造良好的家庭氛围，多陪伴患儿。管教方式上应多给予患儿肯定和包容，不要过分干涉患儿的日常活动，给予患儿自由支配的时间和空间，减轻其学业负担。

应该正确对待患儿表现出的症状，不要视其为故意出洋相而加以训斥、批评、惩罚，也不要以患病为借口过分迁就。

（王海勤）

如何护理
抽动障碍共患睡眠障碍患儿

睡眠质量至关重要，关系到身体、心理等多个方面的健康。运动疗法在睡眠障碍中可以发挥作用，相关研究显示，运动治疗可以显著改善睡眠质量。有证据表明，中等强度的有氧运动对改善睡眠质量效果最佳，并可以改善焦虑、抑郁情绪和总体生活质量。饮食上要注意勿暴饮暴食，入睡前不要进食过饱，以免影响胃肠道消化。睡觉时尽量避免趴着睡、蒙头睡，以免影响睡眠质量。家长应帮助患儿调整好睡前情绪，尽量不要有过大的情绪波动，同时可以适当降低对患儿学习和生活上的要求。

（王海勤）

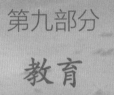

第九部分

教育

应如何对抽动障碍患儿进行家庭教育

　　在大体的教育原则上，应该像对待正常孩子一样对待患有抽动障碍的患儿，同时，还要根据每个患儿病情的严重程度、共患疾病以及存在的其他发育及社会心理问题进行差异化教育。作为家长，首先，应该充分了解抽动障碍，尤其是导致疾病加重的因素，尽量避免诱因。其次，要了解患儿除抽动障碍外是否存在其他症状，如注意缺陷多动障碍症状、强迫症状、对立违抗症状、焦虑症状等。根据医生对抽动障碍患儿进行的评估，确定是否同时存在心理社会行为问题，并明确每个问题可能造成的损害。再次，在对抽动障碍患儿的教育中，家长的自我心态调整非常重要，抽动障碍本质上属于神经发育障碍性疾病，病情受心理影响较大，还可以导致心理问题的发生，而心理问题常常是个体与环境相互作用的结果，如果家长过度焦虑，往往会表现出不当的教育方式，不利于患儿的症状改善和心理发展。最后，应根据患儿的具体情况设定教育目标和教育方法，多与患儿沟通、与老师沟通。让患儿心身愉悦，培养患儿活泼开朗的性格，让患儿做力所能及的事，减少患儿的压力，要避免过度保护和退化性培养。

（罗蓉）

抽动障碍患儿可以正常上学吗，是否需要接受特殊教育

抽动障碍是一类由神经发育障碍导致的单个或多个肌肉不自主收缩而出现的阵发性动作或发声抽动，往往呈发作性，虽然是肌肉收缩症状，但原则上不会影响运动功能，患儿的智力水平也正常，因此，患儿可以正常上学。但要注意患儿的学业负担不宜过重，家长不要对患儿提一些不切实际的要求，如各门功课要达到很高的分数，这会让患儿紧张和焦虑，进而加重病情。患儿可以参加学校组织的各项活动。当抽动发作特别频繁、用药不能控制或同时伴发比较严重的行为问题时，如因为频繁眨眼、摇头而无法看清黑板上的字，或因严重的手部抽动而无法写字，或因发声抽动影响上课，或出现严重的情绪问题，可以暂时休学一段时间，待症状明显减轻或基本控制后再继续上学。对于抽动障碍患儿来说，一般不需要接受特殊教育，因为多数轻度、社会适应性较好的抽动障碍患儿仅通过心理教育和心理支持就能取得比较好的疗效。对于部分抽动障碍患儿，特别是那些在学习、社会适应和自尊方面存在严重问题的患儿，可以考虑接受特殊的教育支持，主要是针对心理和社会适应、人际交往的特殊教育支持，帮助患儿恢复健康生活。

（罗蓉）

家长如何正确对待
抽动障碍患儿

抽动障碍是发育阶段特有的功能障碍，绝大多数患儿的抽动症状会在青春期后期和成年早期消退，其主要危害是共患精神心理问题。如果家里有存在抽动障碍症状的孩子，家长不可不关注，认为是孩子调皮而听之任之、延误诊治；也不可过度关注，引发或加重患儿的症状及精神心理问题。正确对待抽动障碍患儿确实是一件不容易的事情，家长需要充分认识抽动障碍，同时还要有放松、积极的心态。家长和患儿应该一起积极面对抽动障碍，家长应鼓励患儿和周围人自信地互动，提升其社会适应能力。

首先，家长要了解引起、加重或缓解抽动症状的条件和因素，尽量避免危险因素（压力、焦虑、愤怒、惊吓、兴奋、疲劳、感染和被提醒等），努力提供能缓解抽动症状的环境（注意力集中、放松、情绪稳定和睡眠等）。超过 2/3 的抽动障碍患儿会在被提醒"不要动"的情况下出现症状恶化，绝大多数患儿会在看电脑和玩游戏时症状加重；而运动，特别是放松性运动，如舞蹈或体育活动，可减轻抽动；提供能让患儿静下来的环境也有利于抽动症状的缓解。

其次，了解患儿的具体病情、有无精神心理共病，多与医生沟通，结合患儿的个性特点有针对性地进行心理疏导；创造良好的家庭环境，帮助患儿形成良好的生活习惯，多与患儿进行情感交流，倾听他们的苦闷和烦恼，保持融洽的家庭氛围。

最后，对患儿进行支持性心理治疗，要让他们对病情有适当了解，纠正他们对疾病不正确的认识，消除紧张、自卑心理，帮助他们树立战胜疾病的信心。家长应帮助患儿正确处理与同伴的关系，帮助其正确面对同伴的讥讽和嘲笑，正确处理好学习问题，提高其自信心。

（罗蓉）

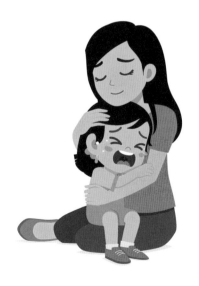

是否应该告诉老师抽动障碍患儿的病情，家长应该如何与老师沟通

家长应该告知老师孩子患有抽动障碍及相关病情的事实，帮助老师更好地了解患儿的病情，积极协助治疗，避免抽动障碍患儿因意外或失控的动作受到惩罚，导致症状加重。同时，老师可以正面引导班级、学校的其他孩子正确认识和对待抽动障碍患儿，让同学多给予患儿帮助，消除歧视，让患儿觉得所处环境是温馨和安全的，从而消除自卑心理，降低心理防御水平，避免交往问题的出现或加重（超过一半以上的抽动障碍患儿存在人际交往障碍），甚至避免校园欺凌的发生。

家长要与老师积极联系，沟通内容包括：让老师了解抽动障碍的医疗知识，并通过老师教导其他同学不要取笑或歧视患儿；通过老师了解患儿在学校的具体情况，并与医生交流，达到医生－家长－老师之间的信息互通，对患儿实施个体化多元管理；向老师提供可能干扰患儿在学校日常活动的具体症状。

当患儿出现以下情况时，家长应立即与老师沟通：挫折感增加、人际相处出现困难、在学校出现问题行为、开始对上学感到反感、学校功课退步、自卑、无自信等。

（罗蓉）

老师应该如何对待
抽动障碍学生

    抽动障碍主要发生在学龄期，因此老师在抽动障碍患儿的管理中充当重要角色。老师和家长一样，对待抽动障碍患儿原则上如同对待正常孩子，如果抽动症状能够被忽视就尽量忽视它，但同时也要注意给予患儿适当的关心。首先，老师应该正确认识抽动障碍，积极与家长沟通，充分了解患儿的症状特征和个性特点，予以个性化的教育关怀。压力会让抽动症状加重，老师应注意那些有可能增加患儿压力的因素，采取不同的教育方式来减少患儿的症状。其次，老师应主动与患儿接触，帮助其解决由于疾病带来的生活和学习上的不便；鼓励患儿和同学自信交往；帮助教育其他学生不要嘲笑、孤立和污蔑患儿。当患儿在学习上取得进步时，要及时给予鼓励。校园欺凌更容易发生在患有神经发育障碍性疾病的孩子中，其发生率是正常孩子的 2～3 倍，抽动障碍患儿就是其中的高风险群体，而老师应该在学校给予患儿必要的关怀和保护。另外，抽动障碍患儿既可以成为被欺凌对象，也可以成为欺凌者，老师应多注意观察患儿的表现和心理状况。

（罗蓉）

抽动障碍患儿如何与同学相处

抽动障碍患儿自身要正确认识疾病，不要有自卑心理，历史上有不少名人有过抽动障碍，如有历史记载的第一位抽动障碍患者就是第一部《英语大词典》的主编。抽动障碍具有较高的发病率，且绝大部分只是在成长过程中短暂出现，不会影响智力，也不会影响寿命，必要时可以让同学知道这些情况，与同学自信沟通、交流，不要紧张。对于不理解的同学，可以大胆告知自身情况，正确处理好与同学的关系，对自己要有信心。如果在某个时间段自己的抽动症状突出，恰好是和较多同学在一起时，可以离开一会儿，采取一些放松或发泄措施，如深呼吸等。在同学面前要学会管理和控制自己的不良情绪（如愤怒等），避免引起同学间的矛盾。同时，还要认识到，虽然患有抽动障碍，但并不会因此而获得一些"特权"，应该与同学正常交往。

总之，抽动障碍患儿应了解自己的身体，在学校慢慢学习处理自己的症状和情绪，学会面对压力、处理压力的技巧，接受社会交往的规范。

（罗蓉）

其他学生应该如何对待
患抽动障碍的同学

如果你的身边有患抽动障碍的同学，你可以从书本、网络、老师、患抽动障碍的同学那里了解该病的相关知识。抽动障碍是一种会影响大脑部分功能的疾病，可以理解为患者的大脑"刹车系统"出了状况，他们的身体会出现无法控制的抽动，正常人只有在想动的时候才会作出动作，而患抽动障碍的同学的动作并不受大脑的控制。抽动障碍不会传染，不会影响智力，不代表某人疯了，也不会致死。因此，不要嘲笑、躲避、孤立患病的同学，更不要拿他们的症状开玩笑，要同情和尊重他们，尽可能做到无差别对待，共同学习、共同进步。如果患病的同学在学校出现抽动症状，要尽量忽视，要知道，其他人不正确的对待方式可能会加重抽动症状，甚至引发其他心理行为问题。

（罗蓉）

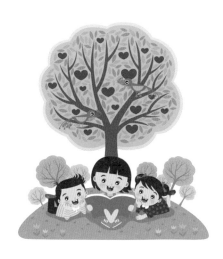

青春期抽动障碍患者
如何认识自身病情

青春期是孩子向成人过渡的重要时期，该时期的孩子敏感、有思想，如存在抽动障碍，则症状更容易受心理影响而加重，更容易出现心理行为合并障碍，因此正确认识自身病情尤为重要。

首先，对抽动障碍疾病知识要有正确的认识，现代社会获得医学知识的途径很多，部分途径（如网络）获得的知识可能存在局限和误导；同时，每个个体的症状表现可能不同，同一个体在不同环境和情绪下也可能表现出不同的症状，因此需要患者更多地与自己的医生沟通，对自身病情有正确的了解。抽动障碍起病年龄一般在18岁之前，平均起病年龄为6～7岁，5～10岁最多见，一般在10～12岁最严重，然后逐渐减轻，大多数患者的症状在青春后期和成年早期消退。因此，不要过度焦虑，对于大多数患者而言，症状很快就会消失了。少部分症状迁延至成年期的患者可能合并其他共患疾病，还有极少部分青春期起病的抽动障碍患者，他们要学会与抽动症状正确相处，以调适抽动障碍伴发的心理行为问题。

（罗蓉）

应该为抽动障碍患儿家庭
提供哪些帮助

及早进行心理干预是治疗抽动障碍的关键，因此早期对患儿家长进行疾病健康教育十分重要，这样做可以帮助家长正确理解疾病的性质和特征，使家长积极配合治疗，从而提高治愈率。医护人员在进行支持性心理咨询、心理教育、认知行为治疗时，可根据患儿的不同症状，有针对性地与患儿沟通，积极倾听患儿及家长的叙述，进行多元化的健康教育，提高家长的信任度及依从性，通过健康教育矫正患儿的不良行为，培养新的健康行为方式。

家庭疗法可以让患儿的家庭成员交流彼此对疾病的看法和感受，引导家长不应过度担心患儿的病情，避免出现焦虑情绪。患儿家长需要在正确认识病情和过分保护之间做到不偏不倚，对患儿的某些行为，家长要能判断出是抽动障碍症状还是不良行为习惯，然后作出适宜的反应。对于抽动障碍病情本身所致的心理行为问题，需要配合医生进行规范的治疗与随访；对于社会不可接受的不良行为，家长要鼓励患儿尽可能控制，学会用社会能接受的行为去替代那些不良行为，家长要尽可能多地给患儿独立的机会。

（罗蓉）

抽动障碍患儿及家庭能够获得哪些社会帮助

对怀疑患有抽动障碍的孩子，家长应及时带孩子到专科医院或综合医院儿科接受正规的诊断和治疗，做好医患沟通交流，并要坚持随访治疗。医务工作者应与媒体合作进行抽动障碍科普知识的健康宣传，帮助患儿、家庭、学校、社会大众正确认识本病，消除偏见和病耻感。

目前，在中华医学会儿科学分会神经学组抽动障碍协作组（中国抽动障碍协作组）的积极推动下，建立了近20个区域及省（区）级抽动障碍协作组，在各省（区）市级儿科医务工作者的共同努力下，抽动障碍患儿基本能在各级医疗机构得到规范诊治和健康管理，儿童神经内科、发育行为儿科、精神心理科、儿童保健科、中医儿科等专业医生均参与其中。目前已经成立了抽动在线公益基金会，秉承"科研、公益、服务"理念，助力抽动障碍患儿的医疗服务、科学研究、学术交流及健康教育等。

（罗蓉　刘智胜）

什么是
中国抽动障碍协作组

    近年来，包括图雷特综合征在内的抽动障碍发病有明显增多的趋势，引起了国内外许多学者的广泛关注，进行了大量的研究与探索工作。国外已有多个国家成立了图雷特综合征协会，为了与国际接轨，加强中国抽动障碍患者的规范管理，以及抽动障碍研究相关的交流，在中华医学会儿科学分会神经学组的倡导下，于 2018 年 9 月 7 日在湖北武汉正式成立了中国抽动障碍协作组。中国抽动障碍协作组是中华医学会儿科学分会神经学组下设的专病协作组，由全国 45 家三甲医院的 50 名委员以及全国各地儿科、儿童神经、精神心理等专业领域里有志于抽动障碍专业学科发展的医学专家组成的非营利性学术团体。中国抽动障碍协作组围绕抽动障碍这一专科慢性疾病，以规范抽动障碍患者诊断与治疗、推动我国对抽动障碍的全面认识，以及开展科学研究和学术交流为工作目标，搭建专病医生合作、医患合作、医校合作、医教合作、医药合作、医工合作等多维度交流的合作平台，通过实现医疗、科研、科普、专家、管理五个共享，积极促进儿童抽动障碍诊疗工作的进步与发展。

（罗蓉　刘智胜）

抽动障碍关爱日是如何设立的

法国医生 Gilles de la Tourette 于 1885 年报道了 8 例抽动障碍患者，Tourette 的导师 Jean Martin Charcot（19世纪欧洲神经病学权威之一）以他学生的名字 Gilles de la Tourette 命名此病为图雷特综合征（Tourette syndrome）。中国抽动障碍协作组经过酝酿讨论，决定以 Tourette 医生的出生日期 10 月 30 日作为我国抽动障碍关爱日的时间，具有特殊的纪念意义。

随着生活环境变化和社会变革加剧，儿童抽动障碍患病率呈现上升态势，中国目前已有近千万抽动障碍患者，需要规范抽动障碍的诊疗、改善患者的生活质量。设立抽动障碍关爱日，旨在搭建医患协力、关爱抽动患者的沟通交流平台，开展公益活动、助力患者教育。

（罗蓉　刘智胜）

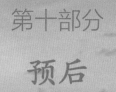

第十部分

预后

抽动障碍预后如何，
能治愈吗

20 世纪 70 年代以前抽动障碍被认为是一种终身性疾病，但近年来的研究表明本病是一种神经发育障碍性疾病，至青春期后有自然完全缓解的可能，总体预后相对良好。大多数抽动障碍患者到成年期能像健康人一样生活和工作，少数患者的抽动症状会迁延不愈或因共病影响工作、学习和生活质量。

抽动障碍通常 6～7 岁起病，最早也有 2～3 岁甚至更小年龄起病，可以突然起病，但大多数是逐渐起病。对于大多数抽动障碍患者来说，在儿童期起病后症状往往会有波动，到了 10～12 岁症状可以达到高峰，有时抽动症状每天或每周都有明显变化。青少年后期常常是抽动症状稳定下来和开始缓和的时期，大多数起病于 10 岁前的抽动障碍患儿在青春期病情严重程度会明显减轻，在成年早期症状开始有较大幅度改善。

据估计，抽动障碍患儿到成年期有三种结果，近 50% 抽动可以完全停止；30% ～ 50% 病情减轻，尽管可能残留轻微抽动症状，但 18 岁以上人群中抽动强度和频度多数会下降，不会影响患者的社会功能。当然，还有极少数难治性病例，尤其是共患行为障碍和精神障碍的抽动障碍患者，治疗仍存在不少困难，症状往往迁延至成年或终身，可因抽动症状或共患的心理行为障碍而影响其生活质量。

家长在了解了抽动障碍预后的相关知识后，应该耐下心来，多给患儿心理和精神支持，不要埋怨、责怪患儿，为患儿营造和谐稳定的家庭氛围，鼓励患儿多和同龄人交流互动，避免过度保护导致患儿回避社会交往。

（王家勤）

抽动障碍
会影响患者的智力吗

不少家长会发现，自从孩子被诊断为抽动障碍后学习成绩就一落千丈，难免产生这样的疑问："抽动障碍对孩子的智力有影响吗？"有一组研究对几十例抽动障碍患者采用韦氏儿童智力量表进行智力测定，结果发现此组患者的平均智力在正常范围，语言智力和操作智力差异亦在正常范围。也就是说抽动障碍并不会影响患者的智力，家长不要有过多的担心。

首先，抽动障碍不会导致患者的智力发育障碍。如果孩子出生时智力正常，抽动障碍一般是不会影响孩子的智力。其次，抽动障碍往往伴有不同程度的行为障碍，如急躁、易怒、冲动、胆小、任性、自伤或伤人，也可以共患一种或多种心理行为障碍，如注意缺陷多动障碍、强迫症、睡眠障碍、品行障碍等。这些共病会导致患儿注意力不集中、情绪压抑、学习困难等，进而影响学习成绩。通过矫正抽动行为，让孩子对学习产生兴趣，找到适合自己的学习方法，成绩就会提升。

（王家勤）

哪些因素
会影响抽动障碍患者的生活质量

生活质量是指个人在生理、心理和社会功能方面对其生活处境的主观感受，是主观生活质量和客观生活质量的总和。主观生活质量指个体主观感受到的生活质量，它分为认知和情感两方面；客观生活质量，即实际健康状态和物质生活水平。

抽动障碍的治疗目标不仅是控制症状，而且要提高患者的生活质量和社会功能，促进其人格健康发展。有两项对照研究用不同的生活质量评定量表比较抽动障碍患者与健康人群的生活质量，得出相同的结论，即抽动障碍患者的生活质量低于健康对照组。

抽动障碍患者生活质量的影响因素主要包括抽动症状和共病情况。抽动症状主要有抽动的严重度、抽动的先兆冲动等，共病有共患的各种精神和行为障碍，如注意缺陷多动障碍、强迫症、睡眠障碍、品行障碍等。抽动本身可以对生活质量产生影响，同时也与疾病相关的生活质量分数显著相关。抽动的严重度对患者生活质量有较大影响，儿童期抽动的严重度、先兆冲动和抽动障碍家族史被肯定为成年期较差生活质量的预测因素，尤其是抽动的严重度显著影响了患者成年后身体、心理和认知领域的功能。

国外学者选择性回顾了抽动障碍的诊断和治疗的相关文献，发现抽动障碍患者有明显的心理社会损害，80%～90%的图雷特综合征患者有共病，如注意缺陷多动障碍、强迫症、抑郁障碍、焦虑障碍等，这些共病常严重影响患者的生活质量，比抽动本身造成的影响更严重，所以共病变成了治疗的主要目标。

为改善生活质量，建议在日常生活中对抽动障碍患者采取相应的干预措施。有研究显示，家庭干预能显著改善抽动障碍患者的生活质量。家庭干预包括对家庭各个成员进行教育，促进他们建立健康的生活方式及保持和谐的家庭关系，使家长正确认识疾病，调整自己的心理和行为，鼓励患者积极参与社交活动，家人多给患者关心和鼓励，提高其对社会的适应能力。

（王家勤）

服用药物
对抽动障碍患者预后有影响吗

抽动障碍患者如严格遵守用药原则，采用适当的药物治疗，如盐酸硫必利、舒必利、阿立哌唑、可乐定透皮贴片等，大多数患者的抽动症状可以获得改善和完全缓解。但有研究认为，目前尚不能完全明确药物对图雷特综合征的预后和疾病自然进程的影响。

临床发现，由于需要坚持用药 1～2 年，许多家长和患者对抽动障碍的认识程度不高，认为抽动障碍不耽误吃喝，服药依从性差，导致不能坚持服药、过早停药或漏服药物、用药量不当、自行过于频繁调整药物种类等，这些可能使患者不能坚持系统治疗，造成病情复发或症状恶化；药物治疗突然中断可能引发停药反应而影响预后。

对于共患注意缺陷多动障碍的患者，以往认为哌甲酯治疗可能诱发或加重抽动症状，近年来 Meta 分析研究结果显示，常规剂量哌甲酯治疗对于共患注意缺陷多动障碍的患者同样有效，并不会加重抽动症状；可乐定可以作为抽动障碍共患注意缺陷多动障碍的首选治疗用药，但在治疗过程中应该密切观察，谨慎选择药物剂量。

部分图雷特综合征患者在用药过程中有可能出现药物不良反应而影响学习成绩或日常生活，如嗜睡、变胖、记忆力减退、反应迟钝、情绪低落、书写操作困难、不能静坐、学习成绩下降、厌学等。据国内学者对抽动障碍患者的记忆功能和记忆模式缺陷的研究结果提示，氟哌啶醇等药物可能对图雷特综合征患者总的记忆功能产生影响。因此，在对图雷特综合征患者的预后追踪过程中，需要重视药物因素对患者的负面影响。

（王家勤）

共病对抽动障碍患者
预后有影响吗

超过 50% 的抽动障碍患者、80% 的图雷特综合征患者共患有一种或多种心理行为障碍，其中注意缺陷多动障碍最常见，其次是强迫症、学习困难、睡眠障碍、情感障碍，还有自伤行为、品行障碍、焦虑、抑郁、暴怒发作等，这些都增加了抽动障碍患者病情的复杂性和严重性，导致治疗更加困难，不同程度地影响着患者的社会功能和康复。

有文献报道，不同程度的共病影响图雷特综合征患者的预后。吴舒华等对 98 例图雷特综合征患者进行随访研究，发现图雷特综合征预后与是否有共病、家族史和抽动严重程度等有关，图雷特综合征患者中 40% ～ 60% 共患注意缺陷多动障碍，注意缺陷多动障碍可能比图雷特综合征造成的社会功能损害更严重，如表现为攻击性行为、品行问题或其他不良行为者容易导致违法犯罪，预后较差。

对于图雷特综合征共患注意缺陷多动障碍患者，如果学校、老师和家长对待疾病的方式不当，患者遭受歧视、训斥、被打骂或被劝退停学等情况，可造成学校、家长和患者之间矛盾激化，患者出现情绪抵触、对立违抗等，这样预后会更差。因此，应及早采取正确的教育引导、心理疏导和药物治疗。

30% ～ 60% 的图雷特综合征患者出现强迫症状，强迫症状通常较抽动症状持续时间更为持久，从而严重干扰了患者的生活和学习，提示强迫症是影响图雷特综合征患者预后的重要因素。家长应积极和医生配合，治疗共病，及时合理地采用心理治疗、教育引导、行为矫正和药物治疗的综合性干预措施，以改善患者的症状和预后。

（王家勤）

遗传性背景
对抽动障碍患者预后有影响吗

目前研究表明抽动障碍与遗传因素有关，但遗传方式尚不明确，可能为常染色体显性遗传，外显率受多种因素的影响。大量家系调查发现，抽动障碍具有明显的家族易感性，在抽动障碍先证者的家族成员中，抽动障碍的发病率较普通人群高。

一项纳入 641 例抽动障碍患者的家族研究发现，35% 的抽动障碍患者的一级亲属有抽动症状。对抽动障碍的双生子研究发现，抽动障碍的一致性在同卵双生子中是 53%，在二卵双生子中的一致性是 8%，说明抽动障碍与遗传因素密切相关。

研究发现，图雷特综合征家族史阳性的儿童发病率高，大部分的图雷特综合征患者具有家族聚集性，并发现这些家族成员对抽动及强迫症状具有易感性。有学者认为母亲孕期遭受某些应激事件、妊娠期前 3 个月反应严重是导致子代发生抽动障碍的危险因素；孩子出生后的应激也会增加有遗传易感性个体的发病。研究发现，伴有神经系统家族疾病的患者随访未愈率明显高于无遗传学背景的抽动障碍患者。因此，对于有遗传学背景的抽动障碍患者，即家属患有神经系统疾病的患者，应尽早就诊，并积极应用药物进行干预，以改善预后。

抽动障碍是精神心理疾病中和遗传因素关系最为密切的疾病，几乎 50% 以上患有抽动障碍的孩子，其父亲或者母亲可能患有抽动障碍。临床上经常见到双胞胎的两个孩子同时患有抽动障碍，可见这种疾病的遗传可能性非常大。但遗传因素只是可能的危险因素之一，不是全部。瑞典的一项持续 40 年的队列研究显示，抽动障碍围产期高危因素包括孕期吸烟、产式、低体重儿等，如果孕妇在围产期时注意规避上述因素，就有可能在一定程度上减少后代发生抽动障碍的可能性。

（王家勤）

遗传性背景
对抽动障碍患者后代有影响吗

抽动障碍是一种在儿童期起病、具有明显遗传倾向的神经发育障碍性疾病，已经从家系调查、双生子研究、连锁分析、基因组印迹、候选基因等方面对疾病的遗传学问题进行了比较多的研究，但是迄今为止有关本病的致病基因尚无明确结论。

大量家系调查表明，抽动障碍先证者的亲属表现有抽动障碍病史，在本病的家族成员中，抽动障碍的发生率为 40% ～ 50%。这提供了抽动障碍与遗传有关的证据。

依据美国图雷特综合征协会报告，抽动障碍的遗传是由带有致病基因的双亲传递给后代，表现方式及程度会在不同代间存在差异。双亲之一是抽动障碍基因携带者，则生出的孩子约有 50% 的概率携带此基因，但并不是每一个携带图雷特综合征易感基因的孩子都有症状显露。抽动障碍的表现男女有别，且不同人也会有不同的表现形式。

目前研究表明抽动障碍可能是遗传因素、神经生理、神经生化及环境因素等相互作用的结果，与遗传因素有明显关系，但目前遗传方式尚不明确。研究还发现在一些家庭中，图雷特综合征、其他类型的抽动障碍和强迫症之间存在一定的联系，因此，图雷特综合征、其他类型的抽动障碍、强迫症可能是共同遗传易感性的不同表达。鉴于抽动障碍的可治疗性，抽动障碍患者可以妊娠，但母亲患有抽动障碍可能对妊娠存在一定的影响，尤其是孕妇同时伴有剧烈呕吐、精神紧张、睡眠障碍等精神神经疾病时对胎儿也有影响，这种影响可能有限，抽动障碍孕妇没有必要过于紧张。夫妻一方携带图雷特综合征易感基因，造成胎儿神经系统畸形和脑性瘫痪的可能性不大，即使有，也是其他致畸因素导致的。建议患有抽动障碍的孕妇定期到医院随访，如果出现问题，应早期采取干预措施，有效改善预后。

（王家勤）

抽动障碍患者
需要转诊治疗吗

越来越多的研究表明，真正对抽动障碍患者社会功能造成损害的并非抽动症状本身，而是其共病，如注意缺陷多动障碍、强迫症、抑郁障碍、焦虑障碍、双相情感障碍、精神分裂症、偏头痛、拔毛癖、癫痫、睡眠障碍、学习困难、情绪和行为问题等。

共病会增加治疗的复杂性及康复的难度，所以大家关注的焦点不应仅是抽动症状本身，而应该包括这些共病以及由此导致的人格不健全、社会适应能力降低和社会功能损害。

抽动障碍共患注意缺陷多动障碍儿童与同龄儿童相比，具有明显的、持续的注意力不集中、活动过度、任性、冲动和学习困难。据统计 30% ~ 90% 的抽动障碍患者有强迫症状，有些症状，如重复摩擦、反复拍击、反复触摸行为介于抽动和强迫行为之间。

儿童抑郁障碍的表现与成人有所不同，抑郁障碍儿童可表现为易激惹、爱发脾气、离家出走、学习成绩下降和拒绝上学等。部分抑郁障碍儿童还不能准确表达内心感受，如愤怒和沮丧等；有些则在表达认知症状（如绝望和自卑）时存在困难。另外，不同年龄段的抑郁障碍儿童各有特点：研究发现 3～5 岁的抑郁障碍儿童主要表现为明显对游戏失去兴趣，在游戏中不断有自卑、自责、自残和自杀表现；6～8 岁的抑郁障碍儿童主要表现为躯体症状，如腹部疼痛、头痛、不舒服等；其他抑郁障碍儿童则表现为痛哭流涕、大声喊叫、无法解释的激惹和冲动。

抽动障碍患者共患焦虑障碍的主要表现是焦虑情绪、不安行为和自主神经功能紊乱。

如果抽动障碍患者共患这些疾病，就应该转诊到儿童精神科或其他相关科室，由专科医生进行专病诊断并进行治疗。

（王家勤）

抽动障碍
会影响患者的社会适应能力吗

适应社会生活的能力被称为社会适应能力，包括独立生活能力、运动能力、作业能力、社会交往能力、参加集体活动能力和自我管理能力等。

抽动障碍患者由于抽动症状以及与抽动相关的共患疾病，常导致社会适应能力下降。在学校常由于抽动症状影响课堂纪律，导致学习成绩下降、与同学关系紧张和自尊心下降；在家中容易和父母产生矛盾。患者在社交活动中行为莽撞、违反游戏规则和社会准则，容易和其他人发生争吵、打架斗殴。

目前随着研究的深入，渐渐认识到真正损害患者社会功能、对孩子造成巨大伤害的不是抽动症状本身，而是抽动障碍的共病。所以积极控制共病成为抽动障碍最重要的治疗目标。抽动障碍治疗的最终目的是使患者能够成为比较正常的成人，成年后能够融入正常的社会生活、工作及社交活动中。为此，要注意对抽动障碍患者的社会适应能力进行培养和训练；建立患者的自信心，帮助他们学会以正确的方式表达情绪，懂得与他人和睦相处，能理解他人，体谅他人，化解冲突；培养患者的自我服务能力，以便尽快适应学校生活。

（王家勤）

抽动障碍
患者成年后情况如何

　　成年人的抽动障碍由三部分组成：儿童青少年时期的抽动障碍迁延不愈；儿童青少年时期抽动障碍在成年后复发；成年以后才患病。成年人的抽动障碍和儿童青少年不一样，抽动症状相对固定。但因为找不到病因，成人抽动障碍的治疗比起儿童青少年抽动障碍更困难一些。儿童抽动障碍患者的成年期预后与抽动障碍家族史、儿童期初诊病情严重程度、儿童期停止治疗时是否还有抽动症状、是否有共病、儿童期是否伴有反复呼吸道感染及父母性格等密切相关。

（王家勤）

抽动障碍患者长大成人后适合哪些职业

多数人一提起抽动障碍，常常会想到这种疾病对患者生活和学习、工作的负面影响，甚至大多数人认为这样的孩子长大后将很难找到合适的工作，即使找到工作，也不可能取得什么成就。

事实上，绝大部分抽动障碍患者到了成年期可以拥有接近正常的生活，可以胜任所从事的工作。不可否认的是，部分患抽动障碍的孩子长大后在工作中可能遇到一些困难。但是，由于他们的精力比较旺盛，且富于想象力，成为作家、音乐家、法官、检察官、律师、工程师、数学家、演员、运动员的大有人在。在这些行业中他们获得成功的概率也比较大。

因此建议家长在日常生活中要仔细观察患者对什么感兴趣，喜欢做什么，为他们建立能施展兴趣和才能的环境，协助患者选择适合自己的专业和工作。

（王家勤）

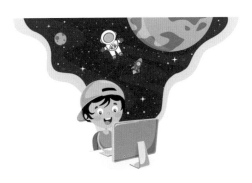

抽动障碍患者长大成人后婚姻状况如何

　　抽动障碍的发病率比较高，大多数患者到了青少年阶段症状就会明显好转，较严重的患者症状可能会持续终身。虽然这种抽动障碍会存在一定的遗传倾向，但是抽动障碍患者是完全可以结婚并且生育的。结婚后，患者应该与伴侣保持和谐良好的关系，获得家人的理解和信任，保持家中宽容、温暖、和谐的环境，避免接触各种诱发因素，注意其他药物对抽动障碍的影响，合理使用药物和其他治疗方法，则可以较好地控制疾病，拥有美满的婚姻。

（王家勤）

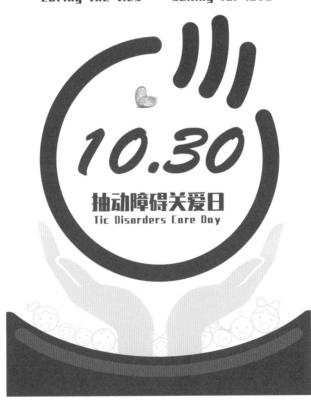